100세+ 건강 비밀

백세건강 가이드북
지금 어디까지 왔으며, 나는 무엇을 할 수 있는가?

저자: **김재호** Jae Ho Kim

기여자: 스티븐 L. 브라운 Stephen L. Brown
번역자: 신채기 Chaeki F. Synn

빛을여는책방

이 책을 만드는 데 참여하신 분들

· 저자: 김재호 박사 | Jae Ho Kim, MD, PhD, FACR

(미국 디트로이트 헨리 포드 병원 방사선종양학과 명예 주임교수)

· 기여자: 스티븐 L. 브라운 박사, Stephen L. Brown, PhD

(미국 미시간 주립대학교 인문의학부 방사선학 교수)

<한글판>

· 한글번역: 신채기 교수 (계명대학교 미술대학 회화과, 미술사학박사)

· 의료부문 감수: 김진희 교수 (계명대학교 동산병원 방사선종양학과, 의학박사)

· 표지 디자인: 임헌우 교수 (계명대학교 미술대학 시각디자인과, 디자인학박사)

저자 소개

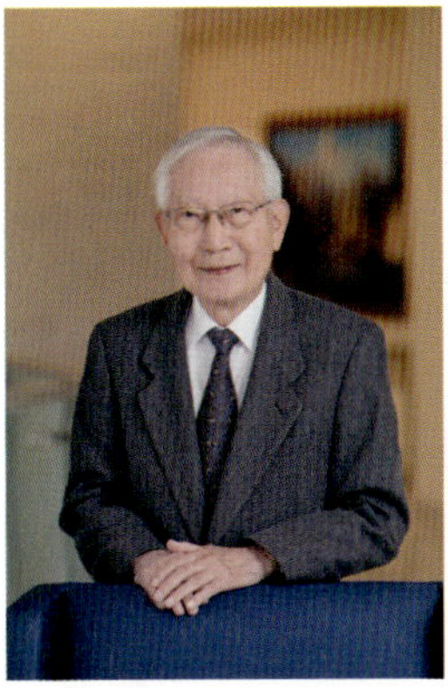

김재호 박사 | Jae Ho Kim

김재호 박사(MD, PhD, FACR)는 미국 미시간에 위치한 헨리 포드 병원 방사선종양학과의 명예 주임교수이다. 경북대학교 의과대학을 최우등으로 졸업한 후, 아이오와 대학교에서 방사선 생물학과 생물 물리학 분야로 박사 학위를 받았다. 헨리 포드 병원에 합류하기 전, 세계적인 암연구센터인 뉴욕 메모리얼 슬론-케터링 암센터에서 25년 이상 방사선종양학과 정교수로 재직하며 미국 전문의이자 방사선종양학자로 활동했다. 그는 300편 이상의 동료 심사를 거친 과학 논문을 발표하며 새로운 암 치료법을 개척했고, 방사선 손상에 대한 오랜 경험과 연구를 통해 세포 노화의 발병 기전을 풀어내는 데 중요한 통찰력을 얻었다. 9/11 테러리즘에 대한 반격으로 부시 행정부가 CMCR(Center for Medical Countermeasures against Radiation)을 창설하면서 실시한 최첨단 미국정부 프로젝트의 6개 연구팀(lab) 중 하나로 선발되어 이를 이끌었으며, 사이버 나이프나 자살유전자 치료와 같은 선진분야를 실험실에서 임상으로 옮기는 데 핵심적인 기여를 한 의과학 분야의 석학이다. 김박사와 그의 아내는 60년 이상 함께하며 두 자녀를 두었고, 현재 남부 캘리포니아에 거주하고 있다.

아내 조희와 우리 아이들,
우건과 우정에게 이 책을 헌정한다.

목차

왜 이 책을 읽어야 하는가?

100년 전만 해도 사람이 100세까지 산다는 것은 드물거나 상상할 수 없는 일이었다. 하지만 오늘날에는 100세까지 사는 사람들이 점점 더 많아지고 있다. 1800년대 후반, 미국의 평균 기대 수명은 40세였는데 2023년 현재, 기대 수명은 거의 그 두 배인 79세에 이르렀다. 이는 매 10년마다 기대 수명이 2~3년씩 늘어났고, 매일 5~7시간씩 기대 수명이 증가했음을 의미한다! 2050년이면 미국인의 10%가 90세 이상이 될 것으로 예상된다.

하지만 단지 더 오래 사는 것만으로는 충분하지 않다. 나이가 들더라도 우아하게 나이 들고, 생산적이고 건강한 삶을 사는 것이 기대 수명을 연장하는 것만큼 중요하기 때문이다. 이것이야말로 진정한 도전이 아닐 수 없다.

노화는 대부분의 인간 질병을 일으키는 가장 큰 위험 요소이다. 임상적으로 노화의 징후는 여성의 경우 40세 이후 폐경이 시작되면서 나타나기 시작한다. 남성은 45세 이후 탈모, 머리카락

색깔의 변화, 주름 등의 노화 징후를 보인다. 노화와 관련된 질환들은 세포, 조직, 기관 시스템에 악영향을 미친다. 단기 기억력도 나이가 들면서 종종 감소한다. 고혈압, 뇌졸중, 제2형 당뇨병, 만성 신장 질환, 신경퇴행성 질환 및 암의 발생 확률이 모두 나이가 들수록 증가한다.

하지만 좋은 소식도 있다. 노화 과학에 있어서 중요하고도 새로운 지식들이 축적되고 있다는 사실이다. 건강 및 장수에 대한 조언을 제공하는 뉴스와 기사들은 매주 미디어에 등장하는 것 같다. 예를 들어, 2024년 3월 25일 뉴욕 타임스New York Times 기사는 이탈리아 식단을 따르는 것이 더 오래 사는 데 도움이 될 수 있다는 최근 연구를 인용했다. 다음 달인 2024년 4월 27일 월스트리트 저널Wall Street Journal에서는 노화가 질병이라는 점과 이를 질병으로 다룰 때 노화를 실제로 역전시킬 수 있다고 제안한 '스타 과학자' 데이비드 싱클레어David Sinclair 박사를 소개했다. 그러나 많은 노화 전문가들은 그의 극적인 주장을 반대할 뿐만 아니라, 그가 자신의 견해를 철회해야 한다고 주장한다. 설사 과학을 공부한 배경이 있다 하더라도 이 모든 정보를 다 파악하고 이해하는 일이 쉽지만은 않다.

장수와 건강한 삶에 대한 실용적인 지침과 팁을 제공하는 책들이 많이 출판되었다. 일부는 복잡한 생물학적 이론을 기반으로 하고, 다른 책들은 일화적 증거와 증언에서 비롯된 권장 사항을 제공하기도 한다. 예를 들어, 앞서 언급한 하버드 의과대학의 싱클레어 박사는 2019년에 "인생주기: 우리가 나이 드는 이유와 우리가 나이 들지 않아도 되는 이유Lifespan: Why We Age and Why We Don't Have To"라는 책을 출판했으며, 이 책에서 NAD+ 전구체를 포함한 건강 보충제를 복용한 후 생물학적 시계가 되돌아갔다는 여러 증언을 인용했다. 또 다른 예로 2020년에 니르 바질라이Nir Barzilai 박사가 펴낸 "나이 드는 일은 나중에: 건강주기, 생명주기, 그리고 장수에 대한 새로운 과학들Age Later: Health Span, Life Span, and the New Science of Longevity"이라는 책도 있다. 이 책은 항당뇨병 약물인 메트포르민이 노화 관련 만성 질환의 발병을 지연시키고 사망률을 감소시킬 수 있는지 테스트하기 위한 무작위 임상 시험 계획에 대해 자세히 설명한다.

이 책은 혼란을 야기할 수도 있는 정보의 홍수를 가로질러 핵심을 파악할 수 있도록 돕기 위해 써졌다. 독자들에게 오늘날의 노화 연구에 대한 명확하고 상세한 지침을 제공하여 더 오래 살고, 무엇보다도 더 건강하게 살 수 있는 최신 전략을 갖추도록 돕고자 한다. 각 전략의 장단점을 요약하고 노화에 대한 사실과 신화 또는 일반적인 오해를 논의하는 실용적인 지침을 V장에 실었다. "노인들의 우울증은 정상인가?" 또는 "사람들은 나이가 들수록 잠이 덜 필요한가?"와 같은 질문들에 대해서도 이야기할 것이다.

저자는 50년 이상 방사선 종양학 전문의로 일하면서 수백 명의 환자를 치료해 왔다. 그 과정에서 질병과 싸우는 환자들의 모든 면을 현장에서 목격했다. 사람들이 질병을 이기고 사랑하는 사람들에게 돌아가는 것을 축하하기도 했고, 그들의 마지막 순간에 손을 잡아주기도 했다. 이온화 방사선이 정상세포보다 악성세포를 선호적으로 죽이는 기본 세포 메커니즘에서부터 고열 치료나 방사선 감작제와 같은 새로운 치료법을 포함한 임상 시험에 이르기까지 다양한 주제에 대해 300편 이상의 동료 검토 논문을 발표했다. 뉴욕의 메모리얼 슬론-케터링 암센터Memorial Sloan-Kettering Cancer Center에서 25년 동안 종신 교수이자 미국 방사선 종양학 전문의board-certified로 근무한 후, 1989년 미시간 헨리 포드 병원Henry Ford Hospital 방사선 종양학과 주임교수로 부임했다. 의사이자 과학자로서, 방사선 수술이나 자살 유전자 치료와 같은 최첨단 분야의 지식을 실험실에서 임상으로 적용하는 핵심적인 역할을 수행해왔다.

이 책의 기여자로 참여한 스티븐 브라운Stephen Brown 박사는 미시간 디트로이트 헨리 포드 암 연구소 방사선 생물학 연구실 책임자이자 중개 종양학 프로그램 공동 책임자로 일한 바 있다. 그는 1991년 토론토 대학교에서 의학물리학 박사 학위를 마치고 디트로이트로 이주하여 저자의 방사선 생물학 연구실에서 박사 후 연구과정을 완료하였고, 이후 2009년 디트로이트 웨인 주립대학교 의과대학 방사선 종양학 교수로 임용되었다. 2022년부터는 미시간 주립대학교 인문 의학부 방사선학 교수로 재직하고 있다.

2001년 9월 11일 이후, 테러리즘의 위협이 국가 안보의 주요 우선 과제가 되면서 조지 W. 부시 대통령은 미국 국립보건원NIH: National Institutes of Health 내 국립 알레르기 및 전염병 연구소NIAID: National Institute of Allergy and Infectious Disease에 방사선 부상을 완화하거나 치료하기 위한 의료 대응책을 개발하도록 지시했다. 이를 통해 방사선 의료대응센터CMCR: Center for Medical Countermeasures against Radiation가 국가적으로 자금을 지원받아 설립되었다. 저자가 지휘하는 헨리 포드 병원의 연구팀은 CMCR의 목표와 임무를 수행하기 위해 미국 내 여섯 개의 연구실 중 하나로 선정되었다. 우리의 목표는 첫째, 이온화 방사선에 노출된 후 몇 달에서 몇 년에 걸쳐 정상 조직과 기관이 장기적인 후유증을 겪는 메커니즘을 찾는 것이었고, 둘째, 후유증을 입은 조직과 기관을 완화할 전략을 찾는 것이었다. 이러한 연구에서 얻은 지식은 방사선 노출이 가속화된 노화의 모델이기 때문에 노화 분야와 깊은 관련이 있다.

지난 15~20년간의 연구를 통해 이온화 방사선이 만성 염증과 세포 노화로 인해 정상 조직에 만성적인 손상을 초래한다는 사실이 명확해졌다. 우리는 안지오텐신 전환 효소ACE: Angiotensin converting enzyme 억제제나 항산화제와 미량 영양소의 조합과 같은 항염증제를 최적화하여 만성 염증을 줄이고 손상을 완화하는 데 성공했다. 추가적인 기전 연구를 통해 만성 염증의 주요 원인 중 하나가 방사선에 의해 유도된 노화 세포라는 사실이 밝혀졌다. 노화가 염증의 원인이라는 사실을 정립한 후, 우리는 방사선 유도 세포 노화를 치료적으로 완화하려고 시도했다. 이후 연구 목표의

범위를 방사선 유도 세포 노화뿐만 아니라 일반적인 노화로 확장했다. 방사선과 관련된 손상에 대한 연구는 우리에게 노화 과정에 대한 통찰을 얻게 하였다.

평생에 걸친 환자 치료와 실험실 경험을 바탕으로, 우리는 치료할 기회에 대한 실용적인 관점을 제공하고 노화에 대한 일반적인 오해를 풀 수 있는 자리에 서게 되었다고 생각한다.

I 노화에 대한 일반적인 오해

Secrets to Living to 100 and Beyond

I.

노화에 대한 일반적인 오해

최근 미국 인구조사국U.S. Census Bureau의 노인인구조사에 따르면, 오늘날 65세인 사람 4명 중 1명은 90세를 넘기고, 10명 중 1명은 95세를 넘길 것이다. 서구 문화는 전통적으로 노인 인구를 저평가하는 연령차별적 사회로 낙인 찍혀 왔다. 예를 들어, 노인들은 테크놀러지를 사용할 수 없다는 연령차별적 농담이 있다. 노인들은 종종 의존적이고, 허약하며, 시대에 뒤떨어지거나 사회적 부담으로 고정관념화 된다. 최근 미국 대통령 선거를 앞두고 적어도 한 명의 후보가 너무 나이가 많아 통치할 수 없다는 평가를 받았으며, 이는 그가 지금까지 이룬 일들에 대한 기록에도 불구하고 미국 국민들에게 사실로 여겨졌다. 반면, 동양 문화는 나이가 들면서 얻는 지혜의 가치를 인정하고 일반적으로 노인을 더 수용하는 경향이 있다. 이러한 관점은 노인들이 지혜롭고 경험이 풍부하며 존경받을 만하다는 전통적인 가르침에 기반을 두고 있다.

문화적으로, 우리는 앞으로 경험할 노화가 무엇을 의미할지에 대한 고정된 관념들을 가지고 있다. 현재 노화에 대한 많은 믿음은 소셜 미디어의 루머와 현실이 끊임없이 확산되는 시대의 정보 홍수에 기반하고 있다. 일부 일화적인 정보는 확인되었지만, 최근 과학적 진보로 인해 더 이상 유효하지 않은 정보도 있다. 미국 국립노화연구소NIA: The National Institute of Aging는 수년간 노화에 대한 가장 일반적인 오해를 수집해왔는데, 이러한 오해를 해결하고 일반 대중에게 전달하는 것이 연구자, 의사 및 기타 의료 전문가들에게 던져진 과제일 것이다.

노화에 대한 몇 가지 일반적인 오해를 살펴보자.

노화에 대한 일반적인 오해

① 노인들은 우울증과 외로움을 느끼는 것이 정상이다.

☑ 팩트체크 2022년 미국 질병통제예방센터CDC: Centers for Disease Control and Prevention에 따르면 대부분의 노인들은 임상 결과 상 우울하지 않았다. 일반 지역사회에 거주하는 노인들의 주요 우울증 비율은 1-5%였다. 단, 가정에서의 돌봄을 필요로 하는 노인들의 경우 그 비율은 13.5%였다. '정상적인 생활'과는 거리가 멀지만, 소수이긴 하나 그래도 상당한 비율의 노인들이 우울증을 겪고 있다.

② 나이가 들수록 수면이 덜 필요하다.

☑ **팩트체크** 나이가 들어도 젊은 성인들과 마찬가지로 하루 7~9시간의 수면이 필요하다. 그러나 노인들은 짧고 가벼운 수면즉, 낮잠을 자는 경향이 있다. 수면의 질과 양은 나이가 들수록 감소한다. 슬로우 웨이브 수면slow-wave sleep, 즉 깊은 수면의 양은 나이가 들수록 감소한다는 상당한 증거가 있다. 깊은 수면은 성장, 기억 및 면역 기능에 중요한 역할을 한다. 실제로 급속 안구 운동REM: Rapid Eye Movement은 유아에게 매우 활발하지만, 나이가 들수록 REM은 덜 빈번해진다. 충분한 수면은 낙상의 위험을 줄이고 전반적인 정신 건강을 개선하는 데 도움이 된다. 자세한 내용은 V장 17번 노폐물 관리로서의 수면을 참조하라.

③ 노인이 치매에 걸리는 것은 불가피하다.

☑ **팩트체크** 치매는 특정 질병이 아니라 기억 상실, 제한된 사회적 기술 및 사고 능력과 같은 뇌 기능 장애를 일반적으로 부르는 말이다. 정상적인 노화 과정에서 노인들은 경미한 인지 장애를 겪을 수 있다. 이들은 때때로 이름과 최근 사건을 잊어버릴 수 있지만 그렇다고 치매로 간주되지는 않는다. 이들은 치매로 발전할 수도 있고 그렇지 않을 수도 있다. 대략 미국 인구의 9명 중 1명11%이 65세 이후에 치매에 걸리며, 80세 이상이 되면 이 숫자는 50%로 증가한다. 치매로 진단받은 환자가 실제로는 처방 받은 약물의 부작용으로 인한 인지 장애를 보일 수 있다는 사실로 인해 상

황은 더욱 복잡해진다예: 우울증, 조현병, 파킨슨병 및 간질 증상을 치료하는 데 사용되는 아미트립틸린, 아리피프라졸, 벤즈트로핀 및 카르바마제핀과 같은 일반적인 약물.

④ 노인들은 부상을 피하기 위해 운동과 신체 활동을 피해야 한다.

☑ 팩트체크 운동과 신체 활동은 모든 연령대에 좋다. 생물학적 및 임상 연구는 신체 활동이 나이와 관련된 질환을 줄인다는 것을 일관되게 보여주었다. 매일 걷기, 스트레칭과 근력강화운동은 모두 건강에 이로운 것으로 나타났다. 만성 질환이 있는 경우 운동이 해로울 수 있다는 일반적인 오해가 있다. 그러나 사실은 그렇지 않다. 낙상은 노인들에게 흔히 질환으로 이어지는 부상의 원인이다. 미국 예방 서비스 태스크포스U.S. Preventive Task Force 리뷰 2024에 따르면, 다중 요인과 운동 개입은 여러 양질의 시험에서 낙상을 줄이는 것과 관련이 있었다. 운동과 생물학에 관한 자세한 내용은 V장을 참조하라.

⑤ 가족 중 한 명이 알츠하이머병에 걸리면 나도 걸린다.

☑ 팩트체크 치매의 약 60-80%는 알츠하이머병 환자에게서 발생한다. 알츠하이머 치매의 약 5-10%는 가족력에 기인한다. 이러한 사람들은 알츠하이머병 유전자 돌연변이를 가지고 있다. 알츠하이머병에는 세 가지 알려진 유전자 돌연변이가 있다. 이 질병의 가족력이 있는 사람들은 35-45세 사이에 증상이 나타난다. 가족력이

있는 사람들 사이에서 이러한 두려움이 존재하는 것은 자연스러운 일이다.

⑥ 이제 나이가 들었으니 운전을 포기해야 한다.

☑ **팩트체크**: 2022년 기준으로 70세 이상 인구의 87%가 운전 면허증을 소지하고 있었으며, 이는 1997년의 73%에서 증가한 수치이다. 그러나 노인 운전자는 교통사고에서 부상을 입을 가능성이 더 높다. 다음은 안전하지 않은 운전자에 대한 경고 신호라 할 만한 몇 가지 예이다. (i) 익숙한 장소에서 길을 잃는다. (ii) 차, 울타리, 우편함, 차고 문 등에 우그러진 흔적이나 긁힘이 있다. (iii) 아슬아슬한 상황이나 충돌이 빈번하게 발생한다.

캘리포니아에서는 운전 면허증이 만료될 때 70세 이상인 경우 직접 운전 면허증을 갱신해야 한다. 운전지식과 시력 테스트가 요구된다. 치매 환자는 운전과 관련된 문제를 인식하지 못하는 경우가 많다. 가족과 친구들은 그 사람의 운전 능력을 살피고 잠재적인 문제가 관찰되면 즉시 조치를 취해야 한다.

⑦ 골다공증은 여성만의 문제이다.

☑ **팩트체크**: 모든 인종과 민족이 골다공증에 걸릴 수 있지만, 특정 그룹이 이 질병에 걸릴 가능성이 더 높다. 골다공증은 50세 이상의 여성 약 5명 중 1명에게 영향을 미치지만, 남성은 20명 중 1명만이 영향을 받는다. 여성 중에서는 백인과 아시아계 여성이 골다공

증에 걸릴 가능성이 더 높다.

⑧ 혈압이 내려가면 약을 끊어도 된다.

☑ 팩트체크 약물 복용과 관련된 결정을 내릴 때는 항상 의사와 상의해야 한다. 65세 이상인 사람들은 혈압을 130/80mmHg 이하로 유지하는 것을 목표로 해야 한다. 만약 혈압이 지속적으로 높게 나타난다면, 의사는 약을 처방할 것이다. 새로운 약에 적응하는 데는 며칠에서 몇 주가 걸릴 수 있다. 때로는 일반의약품, 비타민 및 보충제가 혈압에 영향을 미칠 수 있다. 생활 습관의 변화도 혈압을 낮출 수 있다. 혈압이 권장 수치보다 낮게 나타나는 경우에도 의사와 상담하는 것이 중요하다.

⑨ 항노화 피부 제품은 "나이를 되돌릴 수 있다."

☑ 팩트체크 얼굴 크림과 비싼 국소 치료제가 정말로 노화의 영향주름, 처진 피부, 노화 반점 등을 되돌릴 수 있을까? 짧은 대답은 "예"이지만, 그 효과는 일시적이다. 피부 상층의 각질을 제거하거나 주름에 보톡스를 주입하는 것은 일시적인 효과가 있지만 피부의 노화를 되돌리지는 않는다.

⑩ 오래 살면 치매에 걸릴 것이다.

☑ 팩트체크 확률은 그렇지 않다. 85세가 되면 치매에 걸릴 확률이 약 20%이다. 알츠하이머병은 가장 흔한 치매 유형이다. 알츠하

이머병의 조기 발견과 개입은 질병의 진행을 늦추고 사람들을 독립적으로 유지하는 데 도움이 될 수 있다. 생활 습관의 변화, 새로운 약물, 신경 자극은 모두 질병의 진행을 늦추는 것으로 나타났다.

⑪ "늙은 개는 새로운 재주를 배울 수 없다."

☑ **팩트체크**: 늙은 개도 새로운 재주를 배우고 싶다면 배울 수 있다. 새로운 재주인터넷 탐색 또는 '구글'과 같은 검색 엔진을 사용하는 법를 배우는 데 시간이 더 걸릴 수 있다. 연구에 따르면 활동적인 노인의 해마에서 비록 느리지만 뉴런neuron이 성장다시 말해, 신경이 생성한다. 이는 노인들도 새로운 것을 배우고 단기 기억을 유지할 수 있음을 의미한다.

⑫ 노인들은 혼자 있고 외롭다.

☑ **팩트체크**: 더 많은 노인들이 혼자 살고 있지만, 반드시 외로운 것은 아니다. 여성들이 남성보다 배우자를 잃는 경우가 더 많다. 혼자 사는 노인들이 외로움을 피하는 열쇠는 활동적으로 지내는 것이다. 예컨대 손자녀를 돌보는 것처럼 가족 구성원을 돕거나, 관심 분야에서 자원봉사를 하는 것 등을 제안할 수 있다.

Ⅱ 노화의 역학

Secrets to
Living to 100
and Beyond

Ⅱ.

노화의 역학

COVID-19가 세계적인 팬데믹이 되었을 때, 역학은 매우 중요한 주제가 되었다. 사람들은 매일 질병과 그로 인한 부상의 패턴과 원인을 조사했다. 노화의 생물학적 이론을 논의하기 전에, 세계 여러 지역의 노인 인구에 대한 통계적 사실을 언급하고자 한다.

전 세계적으로 사람들은 더 오래 살고 있다. 세계보건기구WHO의 인구조사에 따르면 2030년이 되면 세계 인구 6명 중 1명이 60세 이상이 될 것이다. 2020년에서 2050년 사이 80세 이상의 인구는 세 배로 증가하여 4억 2천 6백만 명에 이를 것으로 예상된다. 유엔 총회는 2021~2030년을 〈유엔 건강한 노화의 10년UN Decade of Healthy Aging〉으로 선언했다. 100세까지 건강하게 사는 목표를 달성할 방법을 논의하기 전에, 기대 수명에 대한 통계를 간략히 살펴보자. 통계는 미국 인구조사국, WHO 활동 계획, 국립 보건원NIH 산하 국립 노화 연구소NIA의 데이터를 기반으로 하였다.

01. 노화란 무엇인가? 기대 수명이란 무엇인가?

옥스퍼드 영어 사전에 따르면, 노화는 나이가 드는 과정으로 정의된다. 생물학적으로 노화는 시간과 관련된 생리적 무결성의 점진적 악화로 기능 장애와 사망 가능성이 증가하는 것으로 정의한다미국NIH 산하 국립노화연구소National Institute of Aging. 분자 수준에서 노화는 세포 내부의 분자에 대한 화학적 손상의 축적으로, 이는 세포 자체, 조직, 궁극적으로는 우리 몸 전체에 영향을 미친다.

실용적이고 법적인 관점에서 '노년'은 어떻게 정의되는가? 대부분의 선진국에서는 퇴직 연령을 65세 전후로 설정하며, 이는 일반적으로 중년에서 노년으로의 전환을 의미한다. 미국에서는 65세국가의료보험인 메디케어Medicare 가능에서 67세출생 연도에 따라 사회보장제도 혜택Social Security benefit이 가능 사이에 노인 사회복지 혜택을 받을 자격이 주어진다. 그러나 노화 전문가들은 노년을 광범위한 범주로 취급해야 할지, 아니면 다양한 그룹으로 세분화해야 할지에 대해 이견이 많다. 예를 들어, 젊은 노인60-69세, 중년 노인70-79세, 고령 노인80세 이상으로 나눌 수 있다. 전통적으로 대부분의 아시아 및 동남아시아 국가에서는 60세가 되면 12간지 주기12간지x5주기=60년를 기념하는 환갑 축하 행사를 연다. 중국의 12간지는 각 해에 동물과 자연 요소금, 불, 물, 흙, 나무를 할당하여 60년 주기로 시간을 표시하는 전통적인 분류 체계이다. 오늘날에는 많은 이른바 '젊은 노인'들이 이 주기를 맞이하기 때문에 60번째 생일이 특별히 중요하게 여겨지지 않으며, 환갑 잔치도 드물어졌다.

기대 수명은 일반적으로 인구의 절반이 살아있는 나이로 정의한다. 2023년 기준으로 각국의 기대 수명은 다음과 같다:

국가	기대 수명
미국	79.11세
일본	85.29세
한국	83.50세
중국	77.11세
독일	81.88세

한 세기 전만 해도 사람이 100세까지 사는 것은 거의 상상할 수 없었다. 그러나 요즘은 100세에 도달하는 것이 점점 더 흔해지고 있다. 1800년대 미국의 평균 기대 수명은 40세였지만 2023년 현재는 그 나이가 거의 두 배가 되어 79세가 되었다. 2050년까지 미국인의 10%가 90세 이상이 될 것으로 예상된다.

대부분의 선진국에서 기대 수명이 향상된 이유는 유아 사망률 감소, 질병과 그 확산에 대한 지식 증가, 백신과 항생제의 사용 등 여러 가지가 있다. 저자는 1950년대 초반, 다시 말해 한국이 36년간의 일본 식민지 치하에서 해방된 직후에 자랐는데, 당시 기대 수명은 22세였다. 이는 한국 사람들의 기대 수명이 295% 증가하여 평균적으로 63년을 더 살 수 있게 되었음을 의미한다. 저자는 당시 여름철 대구에서 콜레라 감염으로 인해 쌓여 있던 시체 더미를 아직도 생생하게 기억한다. 그 당시 전체 인구를 괴롭혔던 다른 급성 및 만성 감염은 결핵과 기생충 감염이었다. 수년에 걸쳐 이러한 전염병들이 점차 통제되고 근절되었다. 저자는 기생충 감염, 특히 선충류 속에 속하는 회충Ascaris 감염의 피해자였다. 하지만 재미있는 사실은, 또 다른 선충류인 1mm 크기의 예쁜꼬마선충C. elegans은 실험실에서 노화와 유전 연구를 하는데 귀중한 모델 생물이 되어 마이크로 RNA의 발견을 가능케 한 공헌자 역할을 했다는 것이다. 과학자들은 예쁜꼬마선충을 기본적인 연구들에 자주 사용하는데, 이는 비교적 단순한 몸에 많은 유형의 세포가 포함되어 있기 때문이다.

오늘날 우리는 90대 노인nonagenarian들을 많이 볼 수 있다. 90대 노인은 90세에서 99세 사이의 사람을 의미한다. 미국 인구조사국U.S. Census Bureau의 보고서에 따르면, 지난 수십 년 동안 90세 이상의 인구는 세 배로 증가하여 2010년에는 190만 명에 이르렀다. 앞으로 40년 동안 이 인구는 4배 이상 증가하여 2050년에는 전체 인구의 10%에 이를 것으로 예상된다. 90세 이상의 사람들 대부분이 인지 저하, 심혈관 질환, 신장 질환, 암 등 하나 이상의 장애를 가지고 있다고 조사된다. 나이가 들수록 요양원에 거주할 가능성도 급격히 증가한다. 90세 이상의 인구 중 여성은 남성보다 거의 3 대 1의 비율로 많다. 흥미롭게도, 90세 이상의 여성 중 80% 이상이 과부인 반면, 같은 연령대의 남성은 40% 이상이 결혼한 상태였다.

〈뉴잉글랜드 백세인 연구New England Centenarian Study〉의 창립 이사인 톰 펄스Tom Perls 박사는 미국에서 가장 큰 규모의 백세인 연구를 수행했다. 그는 백세인들과 대략 70대에서 90대 사이의 연령층에 있는 그 자녀들이 상대적으로 천천히 나이를 먹으며, 알츠하이머, 암, 당뇨병 등 노화와 관련된 질병의 위험이 낮다는 것을 발견했다. 실험실에서 사용되는 동물 모델과 달리, 인간 백세인은 드물고 매우 이질적이다. 백세인과 관련된 통계와 경향들은 몇 가지 통찰을 제공한다.

국가	최신 추정치(기록된 연도)	인구10만 명당 백세인 수
미국	80,000명(2020년)	24.2명
일본	92,000명(2023년)	74.1명
한국	22,000명(2020년)	42.4명
중국	54,000명(2013년)	4.0명
독일	24,000명(2021년)	28.2명

2015년, 전 세계에는 거의 50만 명의 백세인이 있었으며, 이는 1990년에 비해 4배 이상 증가한 수치다. 백세인 수의 증가는 가속화되고 있으며위 표 참조, 2050년에는 전 세계적으로 370만 명에 이르는 백세인이 살 것으로 예상된다. 일본과 이탈리아에서 백세인의 비율이 가장 높을 것이며, 중국은 인구가 급격히 고령화됨에 따라 백세인의 수가 가장 빠르게 증가할 것이다. 일본에서는 백세인의 수가 여성에게 크게 치우쳐 있으며, 그 비율이 7 대

1이다. 많은 전문가들은 일본의 높은 기대 수명을 전형적인 일본식 식단과 위생 관행에 기인한다고 본다. 오키나와에서는 다섯 가지 요소가 이 지역의 많은 백세인 수에 기여한 것으로 확인되었다. 이는 식단, 낮은 스트레스, 서로 돌보는 공동체, 높은 수준의 신체 활동과 영성이다자세한 내용은 V장 식단 참조.

기대 수명이 증가함에 따라, 특히 동아시아 국가들은 더 많은 출산을 장려하고 고령화 사회에 적응하기 위한 정책을 시행하고 있다. 한국은 당장은 인구 고령화 문제에 직면하지 않았지만, 곧 고령화 사회가 될 것이다. 한국의 출산율은 세계에서 가장 낮으며, 정부는 출산율을 높이기 위해 인센티브를 제공하고 있다. 중국은 1980년부터 2015년까지 시행된 한 자녀 정책의 결과로 인구 감소 시대에 접어들었다. 한국과 마찬가지로 중국도 경쟁 사회에서 자녀를 키우는 경제적 어려움으로 인해 낮은 출산율의 어려움을 겪고 있다. 일본은 가장 높은 고령화 인구를 가진 국가 중 하나로 역시 낮은 출산율과 같은 어려움이 있는데, 여기엔 길어진 기대 수명과 엄격한 이민 정책도 맞물려 있다.

자연 세계에서 기대 수명은 곤충에서 포유류에 이르기까지 매우 다양하다. 동물 연구는 노화의 원인에 대한 몇 가지 통찰을 제공한다. 곤충의 수명은 며칠일 수 있으며, 특정 고래, 상어 및 거북의 수명은 수백 년에 이를 수 있다. 최대 수명은 특정 종의 특성이기도 하다. 인간의 최대 수명은 120년으로 추정된다. 집에서 키우는 개의 최대 수명은 품종에 따라 약 20년이며, 실험실 설치류의 최대 수명은 3~4년이다. 초파리는 약 3개월을 살고, 일부 고래는 최대 200년을 살 수 있다. 자연 상태에서 사는 종들은 기대 수명이 다양하다.

앨라배마 대학교의 스티븐 오스태드Steven Austad 박사는 지능지수IQ와 유사한 장수 지수LQ 개념을 처음으로 제안했다. LQ는 종의 실제 최대 수명을 체질량에 따른 예상 최대 수명으로 나눈 비율이다. 수학적으로 LQ는 관찰된 수명을 예상 수명으로 나눈 값으로 결정된다. 오스태드 박사가 제공하는 중요한 통찰은 예상 수명을 도출하는데 있어서 체질량을 사용했다는 점이다. 일반적으로 큰 동물은 작은 동물에 비해 더 오래 사는 경향이 있다. LQ 공식에 따르면, 오스태드 박사는 쥐를 '나쁜 노화자poor agers'로 분류하고, 그린랜드 상어Greenland sharks 최대 수명 500년, 거친눈 바위고기Rougheye Rockfish 최대 수명 200년, 도롱뇽Salamander 최대 수명 수십 년과 인간LQ=5을 '좋은 노화자good agers'로 구분했다.

02. 블루존(Blue Zones)

전문 천체물리학자 출신으로 나중에 벨기에에서 국제 〈이주 통계 및 장수〉 전문가가 된 마이클 풀랭Michael Poulain 박사는 예외적으로 장수인구가 높은 지역을 일컬어 '블루존'이라는 개념을 도입했다. '블루존'이란 용어는 백세인이 많은 마을을 연구자들이 파란색 펜으로 표시하면서 사용하게 된 명칭이었다그림 1 참조. 블루존에는 다음 지역이 포함된다.

- 이탈리아 사르데냐 누오로주
- 일본 오키나와현
- 코스타리카 니코야 반도
- 그리스 이카리아

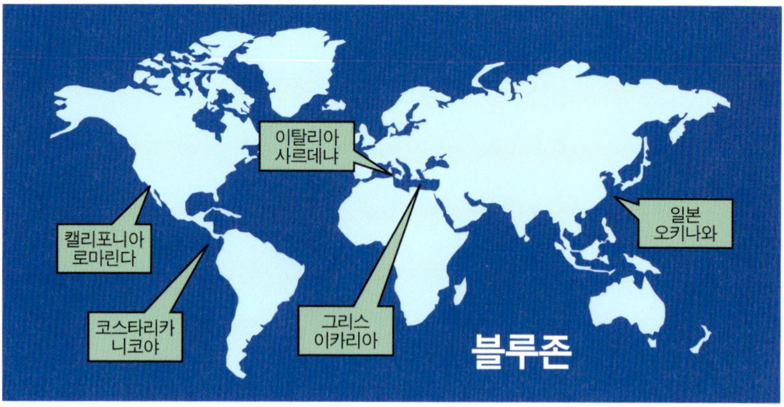

그림 1. 블루존 블루존이란 전세계에서 특별히 오래 건강하게 사는 사람들이 있는 지역들을 일컫는 용어이다. 블루존에 사는 사람들은 건강한 식단, 규칙적인 신체 활동, 사회적 참여, 목적의식 등 장수에 영향을 미치는 공통된 라이프 스타일을 공유한다.

이후 댄 뷰트너Dan Buettner는 미국의 캘리포니아 로마린다Loma Linda, California를 블루존 리스트에 포함시켰다. 뷰트너는 내셔널 지오그래픽 펠로우였고, 큰 상을 받은 기자였는데, 방송 프로듀서이자 뉴욕 타임즈 베스트셀러 작가이기도 했다. 그는 제7일안식일예수재림교Seventh-Day Adventist 공동체가 건강한 생활 방식 및 식물에 기반한 식단 덕분에 예외적으로 긴 수명을 누리고 있다고 설명했다. 캘리포니아 로마린다는 캘리포니아 샌버너디노San Bernadino에서 불과 5마일 떨어져 있는데, 샌버너디노는 원래 맥도날드 햄버거가 탄생한 곳이다. 샌버너디노에 사는 사람들의 평균 수명은 로마린다에 사는 사람들에 비해 수십 년 짧다.

최근 뷰트너는 2023년 넷플릭스 시리즈 〈100세까지 살기: 블루존의 비밀Live to 100: Secrets of the Blue Zones〉에서 블루존 지역의 특징을 기록했다. 블루존 지역에 사는 사람들이 누리는 명백한 장수는 전통적인 생활양식의 실천에서 비롯되었으며, 여기에는 80세 이후에도 규칙적인 신체 활동, 노인을 위한 가족과 지역사회의 지원, 지역에서 생산된 음식을 섭취하는 것이 포함된다. 위치와 인구의 다양성에 관계없이, 모든 블루존에서 동일한 생활 방식의 특징이 확인되었으며, 뷰트너는 이를 '파워 9' 원칙이라고 명명했다. '파워 9' 중 일부는 다음과 같다.

활동 | 자연스럽게 움직이기. 매일 걷기. 이는 간단하고 효과적이다.
관점 | 한 단계 낮추기. 스트레스 줄이고 목적 의식을 명확히 하라.

식단 | 주로 식물을 기반으로 한 음식. 통곡물, 채소, 고구마, 견과류 및 콩을 포함하고, 소고기와 유제품은 줄인다. 차와 적포도주는 환영. 로마린다 지역의 제7일안식일예수재림교인들은 카페인을 피하는 경향이 있다.

80% 규칙 | 과식을 피하고, 배가 80% 찼을 때 식사를 멈춘다. 아침은 든든하게, 점심은 적당히, 저녁은 가장 적게 먹는 것으로.

연결고리 | 사랑하는 사람들을 우선으로 생각하기. 신앙 기반의 공동체에 속하고 건강한 사람들과 어울린다. 건강한 행동은 전염되기 때문이다.

뷰트너는 미국에서 더 많은 블루존을 만들었고, 건강한 생활방식을 기록한 그의 초창기 발견은 고무적이다그림1 참조.

03. 노화의 징후

노화의 임상적 징후에 대해 이야기할 때, 주름진 피부, 흰 머리카락, 몇 개의 치아가 빠진 모습, 구부정한 자세를 떠올릴 수 있다. 노화 과정은 30대 중반에 시작된다. 아래에 설명된 여러 가지 노화 증상이 있지만, 이를 특정한 질병으로 간주하지는 않는다.

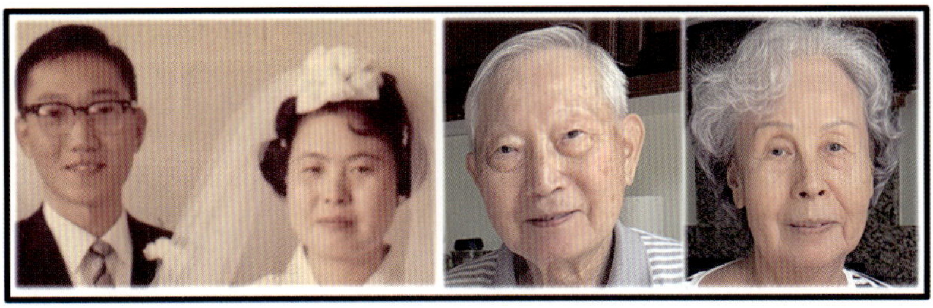

그림 2. 저자와 저자의 아내. 젊은 시기와 현재의 모습을 보여준다.

피부

주름, 노인성 각화증광선 각화증 또는 태양 각화증으로도 알려져 있으며, 피부암으로 변할 가능성이 있는 양성 피부 반점, 흑색종, 기저 세포 암, 편평 세포 암을 포함한 세 가지 다른 피부암이 주로 과도한 자외선 노출로 인해 발생하며, 주로 햇볕에 노출된 부위에 영향을 미친다. 진피의 콜라겐 생산은 40세 이후로 느려지며, 섬유가 부서지고 경직되기 시작하면서 주름이 생긴다. 또한 혈관의 감소로 인해 순환이 감소하고 영양소가 부족해져 세포가 스스로 재생하기 어려워진다. 과도한 자외선 노출 후, 피부 각질세포표피의 한 종류의 피부 세포 내 줄기세포는 세포 자살로 알려진 세포자멸사apoptosis를 겪어 세포가 죽게 된다.

다른 노화 관련 피부 질환으로는 건조한 피부, 가려움증, 멍 등이 있다. 과거에 '간 반점'으로 불렸던 나이 반점은 주로 햇볕에 과도하게 노출되어 생기는 평평한 갈색 반점이다. 피부 태그는 보통 작은 살색의 피부 돌기로, 표면이 돌출되어 있다. 보통 무해하다.

나이와 관련된 더 심각한 피부 질환으로는 세 가지 유형의 피부암이 있다. 두 가지 유형인 기저 세포암과 편평 세포암은 천천히 자라며, 신체의 다른 부위로 퍼지는 경우가 드물다. 지역 림프절과 다른 조직으로 이동할 수 있다. 보통 국소 치료로 이러한 초기 단계의 암은 제거할 수 있다. 세 번째이자 더 위험한 유형의 피부암은 악성 흑색종으로, 이는 지역 림프절과 먼 장기로 쉽게 전이된다. 수술과 면역 요법이 흑색종의 주요 치료법이다. 초기 단계의 흑색종은 치료가 매우 용이하다.

머리카락

피부와 마찬가지로, 머리카락의 회색화와 탈모alopecia는 노화의 첫 번째 징후 중 하나로 자주 보고되며, 특히 탈모는 삶의 질에 영향을 미친다. 이는 남성과 여성 모두 노화 과정에서 영향을 받으며, 남성의 경우 53%로 37%인 여성보다 더 많이 발생한다. 유전과 호르몬, 특히 남성 호르몬인 디하이드로-테스토스테론

dihydro-testosterone이 탈모에 중요한 역할을 하지만, 정확한 메커니즘은 완전히 밝혀지지 않았다. 삶의 질에 큰 영향을 미치고 치료에 대한 수요가 높음에도 불구하고, 현재까지 미국 식품의약국FDA에서 승인한 약물은 두 가지국소 또는 경구 미녹시딜minoxidil 성분으로 제조된 상품명 로게인Rogaine과 피나스테리드Finasteride 성분으로 만들어진 상품명 프로페시아Propecia뿐이다.

치아

나이가 들면서 치아 에나멜이 마모되어 치아가 손상되고 썩기 쉬워진다. 치아 뿌리는 치아의 크라운보다 더 다공성이 있다. 다른 요인으로는 구강 건조와 치은염잇몸 염증이 치아 손실에 기여한다. 일부 치과 의사들은 노인들의 잇몸 질환이 노화 관련 질환의 전조라고 주장한다. 최근 워싱턴대학교 치과대학의 조나단 안Jonathan An 박사는 FDA로부터 자금을 받아 라파마이신rapamycin이 노인 인구의 잇몸 질환을 완화하거나 예방할 수 있는지 조사하고 있다자세한 내용은 IV장 약리학적 접근을 참고하라. 많은 처방약과 일반의약품이 입을 건조하게 만들 수 있다. 치아 손실은 노인들의 삶의 질에 영향을 미치는 주요 원인 중 하나이다. 노화와 관련된 또 다른 구강 질환은 구강암이다. 조기에 발견되면 구강암은 효과적으로 치료될 수 있다.

시력

노인성 황반변성AMD은 초기에는 중심 시력 손실로 시작되어 시력상실을 초래할 수 있다. AMD 발병 가능성은 나이가 들수록 증가하며, 80세 이상의 사람들의 약 12%가 영향을 받는다. AMD에는 건성AMD와 습성AMD의 두 가지 유형이 있다. 건성AMD는 천천히 진행되지만, 습성AMD는 빠르게 진행되어 비교적 빠르게 시력을 잃게 된다. 습성AMD 치료를 위한 새로운 약물이 개발되었다. 나이와 관련된 다른 눈 질환으로는 당뇨병성 망막증, 녹내장, 안구 건조증, 노안, 백내장이 있다. 백내장은 눈의 렌즈가 흐려져 시야가 흐려지는 현상이다. 노안은 눈의 섬모근 약화로 인해 발생한다. 섬모근은 비자발적 근육으로, 렌즈의 모양을 변화시켜 눈의 초점을 맞춘다.

청력

75세 이상의 사람들 중 거의 50%가 청력 손실을 겪으며, 처음에는 고음의 소리를 잃는다. 노화와 관련된 청력 손실, 즉 노인성 난청은 나이가 들면서 서서히 나타난다. 이는 가족력과 관련이 있으며, 귀와 뇌로 신호를 전달하는 청각 신경의 변화로 인해 발생할 수 있다. 노인성 난청은 보통 양쪽 귀에 동일하게 발생한다. 손실이 점진적으로 진행되기 때문에, 노인성 난청을 가진 사람들은 자신이 청력을 일부 잃었다는 것을 인식하지 못할 수 있다. 청력 손실, 심지어 소량의 손실도 낙상의 위험을 증가시킨다. 때로는 청력 손실로 인해 노인들이 우울해지거나 다른 사람들과의 교류를 피하게 되는데 이는 말을 이해하지 못해 좌절하거나 당황하기 때문이다. 청력 손실과 인지 저하 사이에도 연관성이 있을 수 있는데, 이는 청력 손실이 사회적 고립을 초래하기 때문이다. 요즘은 처방전 없이도 보청기를 구할 수 있다.

뼈와 근육

노화는 골격의 취약성, 특히 폐경 후 여성에서 골다공증의 가장 큰 위험 요소이다. 미국에서 50세 이상 성인 중 대퇴골 경부와 요추에서 측정된 골밀도BMD 데이터에 따르면, 2005-2010년의 조사기간 동안 약 1,020만 명의 미국인이 골다공증을 가지고 있으며, 50세 이상 미국 성인의 54%5,360만 명가 골감소증을 가지고 있는 것으로 추정된다. 골다공증 관련 골절은 남성보다 여성에서 더 흔하며, 일반적으로 여성 3명 중 1명은 남은 평생 동안 골다공증 골절을 겪을 것으로 추정된다. 저용량 X선 빔을 사용하는 이중 에너지 X선 흡수계측법DXA은 골밀도BMD를 추정하는 데 사용된다. 미국 골다공증 재단은 65세 이상 여성과 70세 이상 남성에게 골밀도 측정을 권장한다. 노화와 관련된 다른 뼈 질환으로는 류마티스 관절염과 골관절염이 있다. 예방 및 치료를 위한 FDA 승인 약물로는 (i) 알렌드로네이트제품명 예: 포스맥스Fosmax, (ii) 에스트로겐 요법제품명 예: 에비스타Evista, 데노수맙제품명 예: 프로리아Prolia, (iii) 졸렌드론산제품명 예: 레클라스트Reclast, (iv) 아발로파라타이드

제품명 예: 팀로스Timlos가 있다.

근육량 손실은 성장 호르몬의 감소로 인해 30대 또는 40대에 시작된다. 이 과정은 65세에서 80세 사이에 가속화된다. 근육량 감소율은 개인마다 다르지만, 10년마다 최대 8%까지 근육량을 잃을 수 있다. 골반과 하체의 근육 조직 손실인 근감소증Sarcopenia은 노인층에서 자주 낙상의 원인이 된다. 현재 근감소증에 대해 FDA에서 승인한 약물은 없다. 병원에서 처방하는 약 중에서도 근육 손실을 유발하는 것들이 있는데, 예를 들어 제2형 당뇨병 환자를 위한 메트포르민Metformin이 근육 손실을 유발하는 것으로 알려져 있다.

심혈관계(죽상동맥경화증)

동맥경화증Atherosclerosis은 동맥 내벽에 플라크가 쌓여 동맥이 두꺼워지거나 단단해지는 현상이다. 이런 경화는 뇌졸중과 심장마비를 포함한 심혈관 질환을 유발하며, 가장 흔한 사망 원인이다. 동맥경화증 증상은 동맥이 너무 좁아지거나 막혀서 장기와 조직에 충분한 혈액을 공급할 수 없을 때까지 나타나지 않는다. 때때로 혈전이 혈류를 완전히 차단할 수 있으며, 이 혈전이 분해되면 심장마비나 뇌졸중을 유발할 수 있다. 혈관이 막히는 것을 예방하거나 막힌 동맥을 재개통하는 초기 개입이 가능하다.

내분비계와 면역

내분비계는 호르몬을 사용하여 먼 장기를 조절하고 표적화하는 우리 몸의 전달 시스템이다. 내분비 기능은 일반적으로 나이가 들면서 수용체의 민감도가 떨어지기 때문에 일반적으로 감소한다. 나이가 들면서 감소되는 호르몬으로 여성의 에스트로겐, 남성의 테스토스테론, 성장 호르몬, 멜라토닌 등이 있다. 나이와 특별히 상관관계가 없는 호르몬으로는 코르티솔, 인슐린, 갑상선 호르몬이 있다.

제2형 당뇨병은 가장 흔한 당뇨병 유형으로, 혈당이 너무 높을 때 생기는 병이다. 췌장의 랑게르한스섬 세포에서 생성되는 호르몬인 인슐린은 포도당이 세포로 들어가 에너지로 사용되도록 돕는다. 제2형 당뇨병에서는 몸이 인슐린을 충분히 생성하지 않거나 인슐린을 제대로 사용하지 못해 혈액 내 포도당이 증가한다. 당뇨병은 아카계 미국인, 히스패닉/라틴계, 아시아계 미국인, 아메리카 원주민에서 더 흔하게 나타난다. 비만이거나 45세 이상인 사람들도 제2형 당뇨병에 걸릴 가능성이 높다. 관리되지 않은 당뇨병은 결국 당뇨병성 망막증눈 질환, 당뇨병성 신경병증주로 말초 신경 질환, 신장 손상, 심장 손상 등 많은 합병증을 초래한다. 건강한 식단과 규칙적인 운동은 특히 비만인 사람들에게 당뇨병 합병증을 줄일 수 있다. 적절한 식이 관리와 함께 많은 약물들이 당뇨병 합병증을 피하는 데 도움을 줄 수 있다.

나이와 관련된 흉선 위축은 면역 체계가 노화되는 동안 가장 빈번하게 발생하는 변화 중 하나로, 감염에 대한 감수성 증가, 백신에 대한 불충분한 면역 반응, 자가면역 질환 및 암 발생 증가가 특징이다. 실제로 미국 질병통제예방센터CDC에 따르면, 면역 기능 저하로 인해 약 80%의 고령자가 최소한 하나의 만성 질환을 앓고 있다. 나이와 관련된 다른 내분비 기능 장애로는 성인 발병 당뇨병, 폐경, 골다공증 등이 있다. 폐경은 일반적으로 45세에서 55세 사이에 발생하지만, 그 연령은 다양하며 더 일찍 또는 더 늦게 발생할 수 있다.

신경퇴행성질환

나이와 관련된 흔한 신경퇴행성 질환으로는 파킨슨병, 알츠하이머병, 혈관성 치매, 전두측두엽 치매, 루이소체 치매를 포함한 다양한 형태의 치매가 있다. 치매는 기억력과 추론 능력을 포함한 인지 기능의 저하를 의미하며, 이는 일상 활동을 수행하는 데 부정적인 영향을 미친다. 정상적인 노화 과정에서 노인들은 경미한 인지 장애를 겪을 수 있다. 이들은 가끔 이름이나 최근 사건을 잊어버리지만, 이러한 사람들을 치매로 간주하지는 않는다. 치매는 여러 뇌 영역에서 서서히 진행되는 신경퇴행성 과정이다. 알츠하이머병에서는 기억 상실이 주로 뇌에서 아세틸콜린acetylcholine이라는 화학 물질을 생성하는 콜린성 뉴런cholinergic neurons의 사멸으로 인해 발생한다. 치매 환자의 60%에서 80%가 알츠하이머병을 앓고 있으며, 이들 중 약 90%는 나이와 관련된,

또는 '산발성' 형태의 알츠하이머병을 가지고 있다. 나머지 10%의 알츠하이머병 환자는 몇 가지 유전적 돌연변이와 관련된 '가족성' 형태의 질환을 가지고 있다. 그러나 최근 한국의 데이터에 따르면, 인구의 거의 20%가 APOE4 유전자를 하나 또는 두 개 보유하고 있다. 두 개의 APOE4 유전자를 가진 사람들은 나중에 알츠하이머병에 걸릴 확률이 80% 이상이다. 여성의 알츠하이머병 유병률은 남성보다 약 3배 높다. 흑인 미국인의 알츠하이머병 유병률은 백인 미국인의 약 2배이다. 나이와 관련된 다른 형태의 신경퇴행성 질환도 인지 및 지능 저하를 초래한다.

정서적 및 사회적 변화

감정은 인간의 삶 전반에 걸쳐 중심적인 역할을 한다. 감정은 중요한 것이 무엇인지 강조하고 행동을 이끈다. 나이가 들면서 노인들은 아픈 몸을 다루거나 사랑하는 사람을 잃는 등, 정신 건강에 영향을 미치는 특정적인 생활 변화를 경험할 수 있다. 정서적 및 사회적 변화의 일반적인 증상으로는 슬픔이나 절망, 자살 생각, 강박적 사고나 행동, 때로는 환각, 사회적 회피 및 고립, 기억 상실, 비통함, 약물 남용 등이 있다. 노인들의 우울증은 흔히 나이와 연관된 질환들, 예를 들어 여러 가지의 질환들의 동반, 고혈압, 당뇨병, 관절염 및 혈관 질환들과 관련이 있다. 그러나 정신 질환 자체가 반드시 연령과 관련된 것은 아니다. 조기 개입과 치료는 삶의 질을 향상시키는 데 도움이 될 수 있다.

04. 암과 노화

뉴욕의 메모리얼 슬론-케터링 암 센터에서 1960년대 후반 한 선임 병리학자가 신입 레지던트들에게 질문을 던졌다. "암이란 무엇인가?" 그는 "암은 신체의 일부 세포가 통제할 수 없이 성장하고 신체의 다른 부분으로 퍼지는 질병" 이라고 설명하며, 암이 단일 질병이 아니라고 덧붙였다. "암은 세포의 변형된 통제 불능 증식으로 특징지어지는 질병군이다. 우리는 암이라는 용어 대신 암들Cancers이라는 복수형을 사용해야 할 것이다. 여러분은 레지던트 과정을 통해 다양한 암의 발현, 징후 및 증상을 배우고 연구하게 될 것이다."

노화와 관련된 암을 논의하기 전에, 종양학자들이 종양과 암이라는 용어를 혼용해서 사용한다는 점에 주목해야 한다. 종양은 양성암이 아님일 수도 있고 악성암일 수도 있다. 양성 종양은 크게 자랄 수 있지만 인근 조직으로 퍼지거나 침범하지 않는다. 악성 종양은 인근 조직으로 퍼질 수 있으며, 혈액과 림프계 시스템을 통해 신체의 다른 부분으로 퍼질 수 있다원격 전이.

소아 종양의 발생률은 급성 백혈병과 뇌종양과 같은 경우 사춘기 이후에 평준화되지만, 대부분의 성인 발병 고형 종양의 발생률은 꾸준히 증가한다. 암 발병 위험은 나이가 들수록 급격히 증가한다. 발생률은 50세에서 60세 사이에 대략 두 배로 증가하고, 60세에서 80세 사이에 다시 두 배로 증가한다. 예를 들어, 사후 분석에서 80세 이상의 환자들 중 80% 이상이 전립선암의 조직학적 증거를 보였다. 호지킨 림프종과 특정 갑상선암의 발생률은 나이와 무관하다.

노화는 성인 암의 위험 요인이다. 암이 '노화의 질병'이라는 것 또한 맞는 말일 것이다. 하지만 암은 노화된 동물 모델에서 거의 연구되지 않으며, 노인들은 암 임상 시험에서 거의 대부분의 경우 대표 연구대상이 되지 못한다. 노화 과정은 세포의 DNA와 단백질을 손상시켜 암을 유발할 수 있다. 나이가 들수록 세포 손상이 축적될 시간이 더 많기 때문에 암 발병 위험은 증가한다. 최근 증거에 따르면 암과 일부 암 치료화학약물 항암치료 및 방사선 요법 포함가 노화 과정을 가속화할 수 있다. 예를 들어, 세포 노화cellular senescene, III장 노화의 생물학적 기초 참조는 방사선 노출 후, 또는 나이가 들면서 발생한다. 암 위험에 기여하는 다른 요인으로는 담배 연기 속의 화학 물질, 술, 과다한 태양 자외선, 신체 활동의 부족, 영양 불량 및 비만 등이 있다. 그 반대 급부로, 암과 일부 암 치료가 노화를 가속시킬 수 있음을 최근의 실험실 연구결과들은 시사한다.

흥미롭게도, 암의 특징을 설명하는 생물학적 과정 중 많은 부분이 노화의 특징과 겹친다하나한과 와인버그의 『암의 특징: 다음 세대』 Hanahan and Weinberg, Hallmarks of Cancer: The Next Generation" 참조. 여기에는 유전체 불안정성, 비정상적인 단백질 항상성, 텔로미어 단축, 만성 염증과 세포 노화 증가 등이 포함된다III장의 세부 사항 참조.

세포독성 화학약물을 사용하는 항암치료와 방사선이 모두 세포 노화와 만성 염증을 유발한다.

대부분의 경우, 암을 예방할 확실한 방법은 없다. 단, 발암 바이러스에 의해 유발된 일부 암일 경우는 예외이다. 예를 들어, 인간 유두종 바이러스HPV, B형 및 C형 간염 바이러스, 메르켈 세포 폴리오마 바이러스, 엡스타인-바 바이러스 등이 있다. HPV 관련암예: 자궁경부암, 일부 두경부암을 예방하는데 도움이 되는 HPV 백신이 있으며, 이는 성생활을 하기 이전의 어린이와 젊은 성인에게 가장 효과적이다.

암의 위험을 줄이기 위해 할 수 있는 일들이 많이 있다. 예컨대, 담배를 피우지 않기, 규칙적으로 운동하기, 건강한 식단 유지하기, 건강한 체중 유지하기, 피부 보호하기, 정기적인 검진 받기미국 예방 태스크 US Preventive Task for Screening의 권장사항 따르기, 음주량 제한하기, 감염으로부터 자신을 보호하기 등이 있다.

최근, 미국 국립 암 연구소National Cancer Institute와 미국 임상 종양학회American Society of Clinical Oncology는 암 및 노화 연구 그룹Cancer and Aging Research Group, 일명 CARG이라는 컨소시엄을 결성했다. CARG에서 과거의 연구들을 회고하며 수행한 연구 결과에 따르면, 고형 종양을 가진 65세 이상의 노인들은 CARG 점수에 따라 저위험군, 중위험군, 고위험군의 세 그룹으로 나눌 수 있다. 저위험에서 중간 위험 CARG 점수를 가진 환자들은 치료적 개입으로 혜택을 받았지만, 높은고위험 CARG 점수를 가진 환자들은 그렇지 않았다. 경험 많은 종양학자들은 특히 동반 질환이 있는 고령 환자들에게 적극적인 치료적 개입과 돌보는 케어 중 어느 것이 가장 적절한 판단일지 신중히 조언해야 한다.

요약

노화와 기대 수명이란 무엇인가?

노화는 나이가 드는 과정이다. 인구의 연령을 분류하는 데 사용되는 '노년'이라는 용어는 세월이 흐르면서 그 의미가 달라져 왔다. 한 세기 전만 해도 사람이 100세까지 사는 것은 거의 생각할 수 없었다. 하지만 요즘은 사람들이 100세에 도달하는 것이 점점 더 흔해지고 있다. 1800년대 후반 미국의 평균 기대 수명은 40세였다. 2023년 현재 미국의 기대 수명은 거의 그 두 배로 늘어났다. 2050년에는 90세 이상Nonagenarian과 100세 이상Centenarian의 인구가 전체의 10%에 이를 것으로 예상된다. 90세 이상 인구 중 여성은 남성보다 3대 1의 비율로 많다. 대부분의 90세 이상 노인들이 하나 이상의 나이 관련 질환을 앓고 있는 반면, 100세 이상의 노인들은 좋은 삶의 질을 누리고 있다.

자연 세계에서 기대 수명은 곤충과 포유류의 며칠에서부터 특정 고래, 상어, 거대 거북의 수백 년에 이르기까지 다양하다.

블루존

벨기에에서 국제이주통계 및 장수연구 전문가로 활동하고 있는 천체 물리학자 출신의 마이클 풀랭 박사는 예외적으로 높은 장수를 경험하는 인구와 관련된 블루존 개념을 도입했다블루존이라는 용어는 연구자들이 100세 이상 노인이 있는 마을 지도를 파란색 펜으로 표시하면서 사용하게 된 배경이 있다. 블루존에는 다음 지역이 포함된다.

- 이탈리아 사르데냐 누오로주
- 일본 오키나와현
- 코스타리카 니코야 반도
- 그리스 이카리아 섬

이후 마케팅 회사 블루존Blue Zones LLC의 창립자인 댄 뷰트너가 미국 캘리포니아의 로마린다를 블루존 추가 지역으로 포함시켰다. 그는 제칠일안식일예수재림교회 공동체가 건강한 생활 방식과 식물에 기반한 식단 덕분에 예외적으로 장수한다고 설명했다. 최근 그는 블루존 지역의 특성에 대한 다큐멘터리를 2023년 넷플릭스 스트리밍을 통해 방영했다.

블루존 인구에게서 확연하게 드러나는 장수는 전통적인 생활 방식을 실천한 결과였다. 여기에는 80세 이후에도 규칙적인 신체 활동, 가족 및 공동체 지원, 그리고 지역에서 생산된 음식을 섭취하는 것이 포함된다. 위치에 상관없이, 다섯 개의 블루존 지역 모두에서 동일한 아홉 가지 생활 방식의 특징이 확인되었으며, 뷰트너는 이를 '파워 9' 원칙이라고 명명했다. '파워 9'의 일부는 다음과 같다.

활동 | 자연스럽게 움직이기. 매일 걷기.
관점 | 스트레스 줄이고 목적 의식을 명확히 하기.
식단 | 주로 식물을 기반으로 한 음식. 통곡물, 채소, 고구마, 견과류 및 콩 섭취.

80% 규칙 | 과식을 피하고, 배가 80% 찼을 때 식사 중단. 아침은 든든하게, 점심은 적당히, 저녁은 가장 적게.

연결고리 | 사랑하는 사람 우선. 신앙 기반의 공동체에 속하기. '나와 맞는 사람들'과 어울리기. 건강한 행동은 전염된다.

건강한 생활 방식과 장수의 상관관계를 보여준 뷰트너의 탐구 결과는 고무적이다.

노화의 징후

노화는 대부분의 질병에 대한 가장 큰 위험 요소이다. 나이와 관련된 장애로 인해, 노인들의 삶의 질이 저하된다. 백내장, 청력 손실, 치아 부식 및 골다공증과 같은 노화 관련 장애를 위한 약물 및 다양한 교정 장치가 있다. 근감소증, 심혈관 질환, 신경퇴행성 질환알츠하이머병, 파킨슨병, 인지 저하 등 및 정신 질환과 같은 다른 노화 관련 질병들은 나이가 들면서 냉혹하고 점진적으로 진행된다.

노화가 진행됨에 따라, 노인들은 정신 건강에 영향을 미치는 변화들을 경험하게 될 수도 있다. 정신 질환은 종종 신체 질환과 통증을 동반한다. 그러나 우울증 자체는 노년과 관련이 없다.

암과 노화

암 발생률은 나이가 들수록 증가한다. 반세기 만에 소아암백혈병 및 고형암의 사망률은 20%에서 90% 이상으로 극적으로 감소했다. 그러나 췌장암 및 뇌암, 특히 악성 교모세포종과 같은 일부 성인 암에 대한 치료 옵션은 현재까지 완화적 치료에 불과하다.

병이 생기는 원인을 생각할 때, 암과 노화의 연관성은 분자 수준에서 매우 밀접하게 연결되어 있음이 시사된다.

노년기 암 위험을 줄이기 위한 다양한 전략들이 논의되고 있다.

Ⅲ 노화의 생물학적 기초

Secrets to Living to 100 and Beyond

Ⅲ.

노화의 생물학적 기초

05. 생물학적 노화란 무엇인가?

2023년 6월, 한국의 한 신문에 「한국인들이 새로운 나이 계산법에 따라 더 젊어진다」라는 제목의 기사가 실렸다. 개정된 법은 출생 시 한국인을 한 살로 간주하는 전통적인 시스템을 폐지했으며, 이는 생물학적으로 타당하다. 또 다른 시스템은 생일 대신 매년 1월 1일에 한 살씩 나이를 먹는 계산법이었다. 다시 말해 한국에서 가장 널리, 오래 사용된 나이 계산 방법은 흔히 말하는 '한국 나이' 시스템으로, 출생 시 한 살이 되고 1월 1일에 한 살을 더 먹는다. 이는 12월 31일에 태어난 아기가 다음 날 두 살이 된다는 것을 의미한다. 국회의원들은 주로 정부 보험 정책 및 남성 인구의 의무 군 복무 제도와 관련된 문제로 인해 전통적인 나이 계산 방법을 폐지하기로 투표했다. 예를 들어, 한국인들은 19세가 되는 해에 담배와 술을 살 수 있다. 전통적인 나이 계산 방법은 다른 동아시아 국가에서도 사용되었지만 대부분 폐지되었다. 일본은 1950년에 국제 표준을 채택했으며 북한은 1980년대부터 이를 따랐다.

서구의 연대적 나이chronological age 혹은 국제적 연령 계산 기준international counting standard은 출생부터 특정 날짜까지 경과한 시간을 따르며 이는 나이를 결정하는 주된 표준이 된다. 반면, 생물학적 노화biological aging는 세포의 나이를 의미한다. 예를 들어, 당신의 연대적 나이가 65세일지라도 담배 흡연이나 비만과 같은 장수에 대한 위험을 피하는 건강한 생활 방식 덕분에 당신의 몸은 연대적 나이 55세인 사람과 생리적으로 더 유사할 수 있다.

생물학적 노화가 중요한 이유는 무엇인가? 생물학적 노화에 대한 연구는 여러 가지 이유로 중요하며 노화 연구의 방향을 제공한다. 그 이유는 다음과 같다. (i) 건강한 노화를 촉진하기 위해, (ii) 노화의 유전적 기초를 이해하기 위해, (iii) 나이 관련 질병을 줄이고 기능을 개선하기 위한 세포 재프로그래밍의 잠재력을 탐구하기 위해서이다.

노화 연구는 신뢰할 수 있고 측정가능한 바이오마커biomarkers: 생체 지표, 일반적으로 하나 이상의 노화 과정을 반영하는 생물학적 분자가 필요하다. 바이오마커는 질병이나 특정한 몸 상태에 대한 치료에 신체가 얼마나 잘 반응하는지를 확인하는 데에도 사용될 수 있다. 분자 마커라고 불리는 이것들은 혈압과 같은 간단한 것부터 심장 기능이나 인슐린 감수성과 같은 복잡한 과정까지 측정할 수 있다.

노화 연구자들은 종종 세포가 DNA 서열을 변경하지 않고 유전자 발현을 제어하는 방식을 반영하는 후성유전학적epigenetic 바이오마커를 사용한다. '에피- epi-'는 그리스어로 '위on' 또는 '이상above'을 의미하며, '후성유전학'이란 유전 코드를 넘어서는 요소를 설명한다. '후성유전학적 변화epigenetic changes'란 특정 유전자들이 켜지거나 꺼지는 DNA 조절에 수정이 일어나는 것을 의미한다.

노화 연구자인 캘리포니아 대학교 로스앤젤레스의 유전학자 및 생물통계학자인 스티브 호바스Steve Horvath 박사는 생물학적 나이가 실제 연령보다 젊거나 더 많은지를 평가하기 위한 후성유전학적 테스트를 개발했다. 이는 그림 연령 검사Grim Age test 또는 DNA 메틸화 검사DNA methylation test로 알려져 있다. 우리는 나이가 들면서 메틸 그룹이라는 작은 유기 분자small organic molecules가 우리의 DNA 분자 일부에 붙고, 이 메틸 그룹의 패턴이 우리의 생물학적 나이를 결정한다. 나이와 DNA 메틸화DNA methylation 사이에는 종 간에 로그 선형 관계log-linear relationship가 있으며, 특히 CpG 섬CpG island에서 메틸화가 그렇다. CpG 메틸화는 CpG 디뉴클레오타이드 쌍dinucleotide pairs에 남아있는 시토신 잔여물cyntosine residues이 메틸화될 때 발생하는 과정이다. 그러나 이 검사는 새로운 치료법을 통한 개입이 효과가 있는지를 결정할 신뢰할 만한 바이오마커로도 사용된다.

다른 생물학적 노화의 바이오마커도 개발 중이다. (i) 텔로미어 단축telomere shortening, (ii) 세포 주기 마커p16, p21markers in the cell cycle, (iii) 마이크로위성microsatellite이 그것이다. 텔로미어는 선형 염색체의 끝 부분에 있는 DNA-단백질 구조이다. 현재까지 텔로미어 단축과 생물학적 노화의 상관관계는 DNA 메틸화 검사보다 낮다.

후성유전학적 바이오마커는 여러 분야들에 오래도록 남아있는 질문들, 특히 "우리는 왜 나이를 먹는가?"라는 핵심 질문을 다루는 데 도움이 될 수 있다. 이 질문을 해결하기 위해 점점 더 많은 연구자들이 세포/분자 수준에서의 노화 연구가 노화 과정 자체의 메커니즘을 밝힐 수 있을지 탐구하고 있다. 그림 3은 나이와 텔로미어 단축의 관계 및 나이와 DNA 메틸화 사이의 관계를 보여준다.

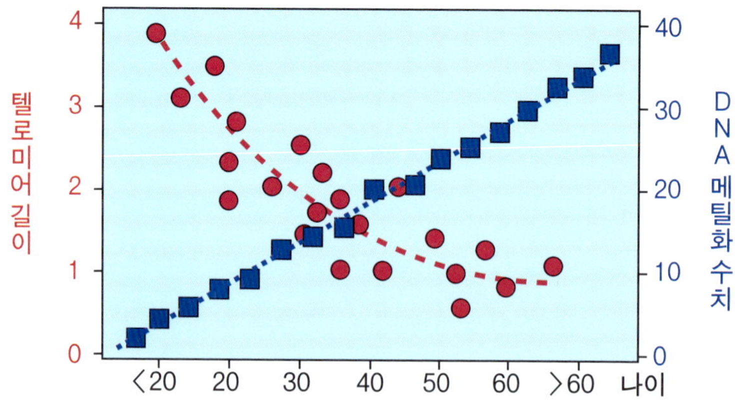

그림 3. 텔로미어의 길이와 사람의 나이 사이에는 역관계가 있다. 빨간 원과 빨간 점은 Kim et al. Aging Dis. 7(5):604-613, 2016. PMID: 27699083의 데이터를 도표화 한 것이다. 또한 CpG섬에서의 DNA 메틸화와 사람의 나이 사이에는 직접적인 선형관계가 있다. 파란 사각형과 파란 점선은 McEwen et al. Clin Epigenetics. 10(1):123, 2018. PMID: 30326963의 데이터를 이미지화 한 것이다.

06. 세포 노화란 무엇인가?

헨리 포드 병원에서 우리 연구팀이 방사선으로 유발된 만성 염증의 원인을 밝히기 위해 노력할 당시, 우리는 이온화 방사선 ionizing radiation에 노출된 후 조직 손상 과정에서 일어나는 다양한 염증유발세포pro-inflammatory cells와 다른 단백질의 역할에 초점을 맞췄다. 이 역할을 추론하기 위해 두 가지 접근 방식을 고안했다. 첫 번째 접근 방식은 소분자 억제제small molecule inhibitors를 사용하여 사이토카인 매개 염증cytokine-mediated inflammation을 억제하여 특정 대식세포macrophages가 조직 손상을 초래하는 염증성 사이토카인inflammatory cytokines의 주요 원천인지 여부를 확인하는 것이다. 두 번째 접근 방식은 노화 세포즉, 분열을 멈췄지만 여전히 대사적으로 활동적인 세포를 찾아 제거하고, 그것을 제거하면 정상 조직 손상이나 정상 조직, 혹은 장기 기능의 효능을 예방하거나 완화하는지를 확인하는 것이다. 이 접근 방식은 방사선으로 유발된 노화 세포radiation-induced senescent cells가 염증유발 사이토카인pro-inflammatory cytokines과 케모카인chemokines 또는 조직을 손상시키는 단백질tissue-damaging proteins의 방출 원천일 수 있다는 우리의 가설에 기반한다. 현재 여러 약리학적 연구가 노화 세포를 선택적으로 제거하는 방법을 조사하고 있으며, 이는 세놀리틱스Senolytics로 알려진 의학 분야이다. 이 두 가지 접근 방식을 사용하여 생성된 우리의 선행연구 데이터는 매우 고무적이라 앞으로 연구 방향을 정함에 있어서도 이것이 유망한 방향임을 시사한다. 다시 말해, 지난 15년 동안 우리의 연구는 세포 노화의 발병기전pathogenesis of cellular senescence을 밝히는 데 그 초점이 맞춰져 있었다.

프랑스의 외과 의사이자 생물학자이며 노벨상 수상자인 알렉시 카렐Alexis Carrell 박사는 모든 세포 배양이 무한정 성장한다고 믿었다. 세포가 나이를 먹지 않는다는 원칙은 반세기 이상 널리 받아들여진 도그마가 되었다. 카렐은 배양된 배아 닭 심장 세포가 20년 이상 유지되었다고 보고했다. 그러나 다른 실험실에서는 카렐의 원래 실험을 재현할 수 없었다. 되돌아보면, 닭 심장 배양은 아마도 종양을 유발하는 바이러스oncogenic virus나 마이코플라즈마 감염mycoplasma infection에 의해 오염되었을 가능성이 크다. 이러한 우발적인 오염은 세포 배양 실험실에서 드문 일이 아니다.

이 도그마는 1960년대 초 레너드 헤이플릭Leonard Hayflick 박사와 그의 팀이 수행한 실험에 의해 마침내 뒤집혔다. 헤이플릭 박사1928-2024는 캘리포니아 대학교 샌프란시스코 의과대학 해부학 교수이자 미국 국립 노화 연구소NIA 설립 위원회의 창립 멤버였던 인물로, 정상 세포가 일정 횟수만큼만 분열할 수 있다는 사실을 발견한 생의학 연구자로 알려져 있다. 1960년대 초반, 그는 필라델피아 펜실베니아의 위스타 연구소Wistar Institute에서 'WI-38 세포주WI-38 cell line로 알려진 최초의 인간 이배체 태아 폐 섬유아세포human diploid fetal lung fibroblast를 사용하여 세포 배양 연구를 진행했다. 그는 폴 무어헤드Paul Moorhead와 함께 WI-38 세포가 약 50번 분열한 후 점차 분열을 멈춘다는 사실을 발견했다. 이는 헨리에타 랙스Henrietta Lacks의 자궁경부암 세포에서 유래한 헬라 세포주HeLa cell line와 같이 무한히 분열하는 다른 세포주와는 달랐다. 그들은 정상 세포가 점차 노화의 징후를 보인다는 중요하고도 획기적인 발견을 1965년 '실험세포연구Experimental Cell Research'에 게재 발표했다. 이 논문은 모든 배양된 세포가 불멸하다는 오랜 도그마를 뒤집었다. 이후 다른 연구자들은 헤이플릭이 말한 '정상 세포의 제한된 수명'은 염색체 끝에 있는 텔로미어telomere가 각 세포 분열마다 조금씩 짧아지는 메커니즘과 관계가 있다는 것을 발견했다. 결국 텔로미어가 소진되면 세포는 분열을 멈춘다텔로미어에 대한 자세한 내용은 III 장 참조.

세포 노화는 세포가 계속 살아 있지만 이전처럼 분열하거나 기능을 하지 못하는 상태를 말한다. 세포의 재생산cellular reproduction과 갱신renewal이 없다. 이러한 세포는 세포자멸사apoptosis에 저항하며 죽지 않고 대사적으로 활동을 유지한다. 노화 세포는 때때로 '좀비 세포'라고 불리는데, 이는 죽음에 저항하고 그들의 대사 활동이 병원성을 띠기 때문이다. 노화 세포는 복제 노화replicative senescence라고도 불리는 노화의 정상적인 결과로 발생하거나, 아니면 외부 또는 내부로부터 오는 스트레스나 자극에 의해 발생한다. 예를 들어, 세포가 이온화 방사선ionizing radiation이나 세포 독성 약물cytotoxic drugs 또는 산화 스트레스

oxidative stress-자유 래디컬free radicals 또는 활성산소ROS: reactive oxygen species 등에 노출될 때 발생할 수 있다세포 노화의 원인에 대한 자세한 내용은 아래 참조. 노화 세포의 대사 활동은 사이토카인cytokine과 케모카인chemokine으로 알려진 고도로 염증성이 있는 물질을 분비하게 한다. 사이토카인은 면역 세포나 비면역 세포가 만드는 단백질의 일종이다. 이러한 만성적인 스트레스 유발 상태chronic state of stress-induced senescence와 염증유발 인자의 분비secretion of pro-inflammatory factors는 노화 관련 분비표현형SASP-senescence-associated secretory phenotype그림 4 참조으로 알려져 있으며, 이는 정상 조직과 장기 손상의 주요 원인이다.

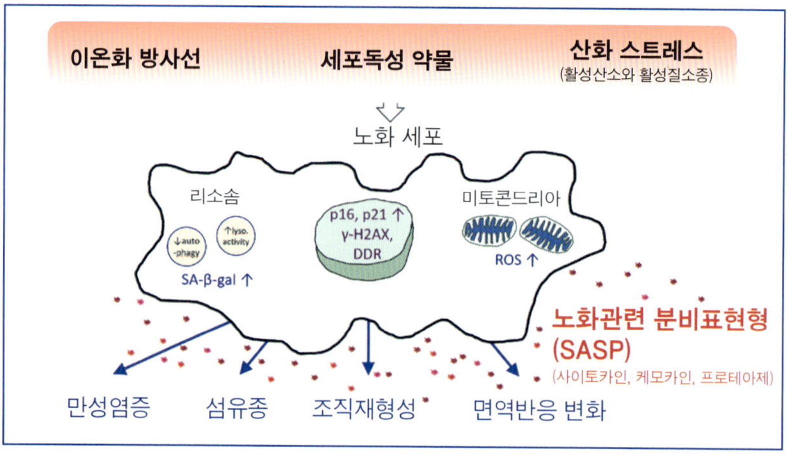

그림 4. 활성산소(ROS)와 활성질소종(RNS)으로 인한 산화 스트레스는 세포 노화를 유도하며, 이는 베타-갈락토시다제, p16, p21과 같은 표지자 및 감마-H2AX로 검출 가능한 이중 가닥 DNA 손상으로 특징지어진다. 이러한 노화는 DNA 손상 복구 경로를 활성화하고 미토콘드리아 기능 장애를 초래하여 활성산소생성을 증가시키며, 이는 염증성

사이토카인, 케모카인, 프로테아제를 포함하는 노화 관련 분비표현형(SASP)을 유발한다. SASP 인자의 축적은 만성 염증, 조직 재형성, 섬유증 및 면역 반응 변화를 초래하여 세포 손상과 노화 관련 병리의 악순환을 지속시킨다.

노화 관련 분비표현형(SASP)

SASP란 무엇인가? SASP는 노화 세포와 관련된 표현형phenotype으로, 이러한 세포는 수백 가지의 단백질을 포함한 생물 활성 분자bio-active molecules를 분비한다. 여기에는 염증 유발 인자pro-inflammatory factors, 면역 조절제immune modulation와 조직을 손상시키는 단백질 분해 효소tissue-damaging proteases가 포함된다. 단기적으로 SASP는 조직 상처의 치유를 촉진하고, 잠재적으로 종양을 유발할 수 있는 세포tumorigenic cells를 면역 매개 청소immune-mediated clearance를 통해 제거하며, 섬유화fibrosis를 제한할 수 있다. 그러나 장기적으로는 만성 염증을 촉진하여 암과 노화를 유발할 수 있다. 즉, SASP는 양날의 검과 같다. 만성 노화 세포는 효소enzymes, 마이크로RNAmicroRNA, DNA 조각DNA fragments과 같이 유해한 세포 잔해도 방출한다. 노화는 세포 내부의 사건뿐만 아니라 주변 분비 루프paracrine loops 및 순환계로의 진입을 통해 인접한 주변 환경에도 영향을 미칠 수 있다. SASP는 이질적heterogeneous이다. 기능적으로 세포 자멸사 촉진proapoptotic, 섬유화 촉진pro-fibrotic, 염증 촉진pro-inflammatory으로 분류될 수 있으며, 각각 다른 분자 경로를 가진다. 이질적인 성격들이 만들어내는 큰 그림은 이제 막 알려지기 시작한 상태이다그림 5 참조.

노화된 세포는 대사 활동이 매우 활발하여 조직의 2~3%의 세포만으로도 노화 관련 질병의 주요 원인이 될 수 있다. 인간은 약 37×10^{12}개의 세포를 가지고 있기 때문에 소수의 노화 세포가 전문 분비 세포professional secretory cells: 생리 활성 물질을 조절된 방식으로 저장하고 방출하는 세포를 능가하여 면역 체계를 포함한 광범위한 전신적 영향을 미칠 수 있다.

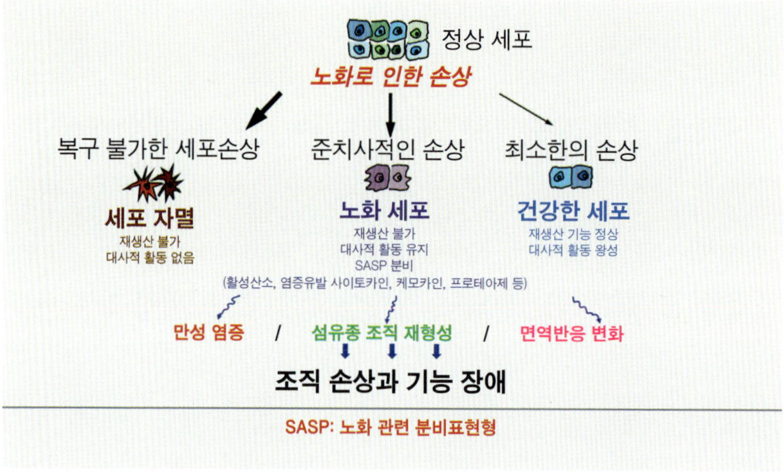

그림 5. 노화 정상적인 세포 노화는 산화 스트레스와 텔로미어 단축과 같은 과정으로 인해 조직 손상과 기능 장애를 초래하여 세포 기능과 재생 능력을 저하시킨다. 이러한 손상된 세포에서 만성 염증이 발생할 수 있으며, 특히 노화 관련 분비표현형(SASP)을 통해 섬유성조직 재형성을 촉진하여 정상적인 조직 구조와 기능을 방해한다. 또한, 노화에서의 면역 변화는 염증을 악화시키고 신체의 자가 복구 능력을 감소시켜 조직 악화를 더욱 촉진한다.

07. 세포 노화의 원인은 무엇인가?

위 단락에서 언급했듯이, 노화 세포는 결국 증식을 멈추지만 죽어야 할 때 죽지 않는 독특한 특성을 가지고 있다. 이들은 이웃 세포를 손상시킬 수 있는 급성 및 만성 염증을 유발하는 화학 물질을 계속 방출한다.

노화 세포의 보편적인 마커지표를 지정하는 황금 표준은 없다. 이는 조직의 이질성과 다양성heterogeneity and diversity of tissues, 그리고 유전독성 자극genotoxic stimuli들에 대한 다양한 과잉 반응들의 차이 때문이기도 하다. 가장 일반적인 접근법은 세포 주기 정지 단백질예: p16, p21cell cycle arrest proteins, 증가된 리소좀 구획increased lysosomal compartment, DNA 손상 반응과 관련된 구조적 변화를 기반으로 한 다양한 마커 패널panel of different markers을 세포나 조직 차원에서 식별하는 것이다.

하지만 무엇이 세포노화를 유발하는가? 이 질문은 여러 수준에서 제기될 수 있다. 우리는 주로 세포 수준의 조직에 대해 살펴볼 것이다. 여기에서도 많은 다른 이론들이 제시되고 있으며, 노화의 원인에 대해 모두가 합의하는 결론은 아직 없다. 몇 가지 이론은 다음과 같다.

- 산화적 손상Oxidative damage: 주로 산소 대사의 부산물인 활성산소ROS: Reactive Oxygen Species

- 유전체 불안정성Genomic instability: 핵 및 미토콘드리아 DNA의 돌연변이
- 후성유전학적 변화Epigenetic alteration: DNA 메틸화 패턴
- 텔로미어 단축Telomere shortening
- 영양소 감지 조절 이상Deregulated nutrient sensing: 신호 전달 조절 장애Signal transduction dysregulation, mTOR, 시르투인 전사 인자sirtuin transcription factors 등
- 만성 염증Chronic inflammation: 염증성 복합체inflammasome의 만성 활성화

위에서 볼 수 있다시피, 노화와 관련하여 추정되는 몇 가지 원인들은 세포 노화의 원인으로도 지목되었으며, 텔로미어 단축과 DNA 메틸화 패턴처럼 중첩되는 바이오마커들을 가지고 있다. 각 세포 노화와 노화의 원인에 대한 자세한 내용은 다음과 같다.

a) 산화적 손상(Oxydative damage): 활성산소(ROS)

1980년대 중반, 저자가 메모리얼 슬론-케터링 암 병원에서 아침 회진을 도는데, 저명하고 경험 많은 종양학자 한 분이 인턴과 전공의에게 기본적인 질문을 던지고 계셨다. 자유 래디컬free radicals과 활성산소ROS의 차이가 무엇이냐고 말이다.

정의에 따르면, 자유 래디컬은 짝을 이루지 않은 전자unpaired electron를 가진 모든 분자molecule로, 매우 불안정하고 반응성이

높다. 자유 래디컬은 호기성 대사aerobic metabolism와 병원성 방어 기전pathogenic defense mechanisms을 포함한 정상적이고 다양한 생물학적 과정에서 생성된다. 활성산소는 자유 래디컬의 하위 유형이다. 따라서 활성산소는 이원자 산소diatomic oxygen, 물, 과산화수소hydrogen peroxide로부터 형성된 반응성 화학 물질reactive chemicals이다. 대표적인 활성산소로는 과산화수소hydroperoxide, 초과산화물superoxide, 하이드록실 래디컬hydroxyl radical, 단일 산소singlet oxygen가 있다. 산소의 약 95%는 에너지로 소비되어 궁극적으로 물이 되지만, 나머지 5%는 매우 반응성이 높은 활성산소라는 대사 산물을 생성한다. 미토콘드리아는 에너지를 생성하는ATP 세포 소기관energy producing organelles으로, 활성산소를 중화하는 많은 해독 효소detoxifying enzymes를 포함하고 있다. 미토콘드리아 호흡 시스템에서 과도하게 생성된 활성산소는 미토콘드리아의 항산화 시스템에 의해 쉽게 중화된다. 그림 6은 미토콘드리아와 같은 내부 소스intrinsic sources와 다양한 외부 소스external sources에서 자유 래디컬이 형성되어 노화로 이어지는 과정을 보여준다.

유해한 활성산소Damaging ROS는 활성화된 백혈구activated leukocytes의 침투와 대식세포macrophages를 포함한 여러 소스에서 발생할 수 있다. 또한, 섬유아세포fibroblasts와 같은 다른 세포는 염증 유발 사이토카인pro-inflammatory cytokines에 의해 자극되어 활성산소를 생성할 수 있다. 혈관 손상vascular damage으로 인한 조직 저산소증극도로 낮은 산소 수준Tissue hypoxia은 활성산소 생성을 지속적으로 유발하는 또 다른 원인이다. 또 다른 활성산소ROS의 원천은 잔틴 산화효소xanthine oxidase이다. 이러한 반응성 분자의 생성은 선천적 면역 시스템의 일부로, 손상된 조직을 신속하게 청소하는 데 도움이 되지만, 과도한 활성산소 생성은 섬유화fibrosis, 신생물 변형neoplastic transformation 및 궁극적으로 조직과 장기의 노화와 같은 심각한 조직 손상을 초래할 수 있다.

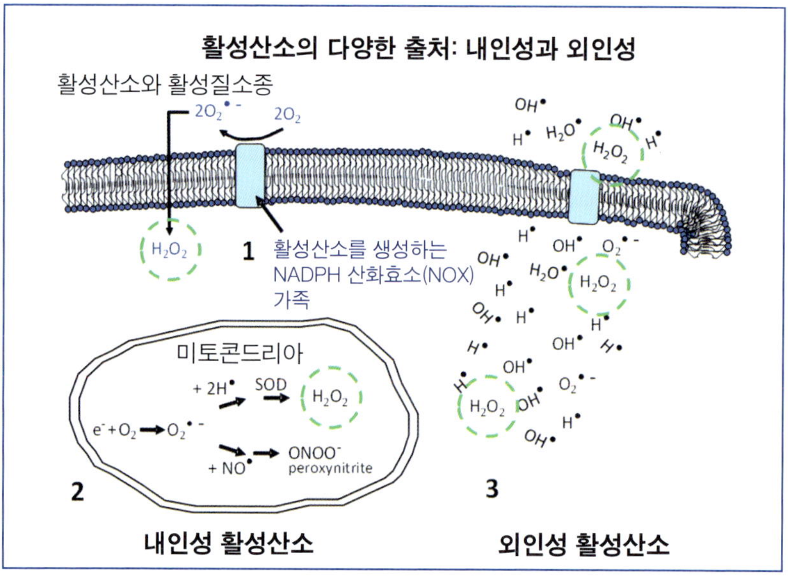

그림 6. 활성산소(ROS)의 출처 노화는 세포 호흡 중 미토콘드리아에서 주로 생성되는 내인성ROS와 자외선 및 이온화 방사선, 오염, 담배 연기와 같은 환경 요인으로 인한 외인성ROS의 영향을 받는다. 여기에는 다양한 자극에 반응하여 ROS를 생성하는 NADPH 산화효소(NOX) 가족의 활동도 포함된다. 추가로, 과산화수소는 내인성 및 외인성ROS 생성의 부산물로 중요한 신호 분자 역할을 하여 세포 손상과 노화 과정을 더욱 촉진한다.

포유류의 노화에서 활성산소가 어떻게 관여하는가에 대한 명확한 증거는 없다. 특정 활성산소 분해 효소예: 초과산화물 불균등분해효소superoxide dismutase가 결핍된 쥐의 돌연변이는 조기 노화를 유발하지 않는다. 스티븐 오스태드Stephen Austad 박사에 따르면, 새는 높은 체온과 빠른 심박수에도 불구하고 효율적인 복구 시스템repair system을 가지고 있으며 자유 래디컬을 덜 생성한다. 새 중에서 위즈덤 알바트로스Wisdom Albatross라는 새는 6이라는 높은 장수 지수LQ를 가지고 있다. 항산화제Antioxidants는 활성산소의 억제제inhibitors of ROS로 간주된다. 그러나 인간을 포함한 포유류에 대한 항산화제 투여는 복잡한 작업이며, 지금까지 다양하고 일관성이 없는 결과를 가져왔다.

b) 유전체 불안정성(Genomic Instability)

우리의 DNA는 나이가 들면서 변한다. 이러한 변화 중 일부는 후성유전학적epigenetic 변화, 다시 말해 유전 코드genetic code의 변화 없이 유전자 발현gene expression에만 영향을 미친다. 후성유전학적 변화는 유전자들이 켜지거나 꺼지거나 발현되는 방식에 영향을 미치며, 이로 인해 세포가 다양한 환경에서 기능을 조절하는 데 도움을 준다. 내인성 유전독성 스트레스Endogenous genotoxic stress예를 들어, 세포 대사과정에서 발생한 활성산소와 외인성 발암 물질의 공격exogenous carcinogen insults자외선, 이온화 방사선 또는 DNA 손상 화학 물질 등은 모두 유전독성 불안정성genotoxic instability

에 기여하며, 이로써 우리의 DNA에 의해 암호화된 유전자가 발현하는 방식expression of genes coded by our DNA에 영향을 미친다.

유전체 불안정성Genomic instability이란, 세포 분열 동안 DNA 돌연변이와 기타 유전적 변화가 발생할 가능성이 증가하는 것을 말한다. 나이가 들수록 신체에 작은 외상trauma들이 쌓인다. 점 돌연변이point mutation의 수가 증가하고, 우리의 유전자에 의해 암호화된 효소의 효율성이 감소하지만, 나이가 들면서 DNA 복구 효소DNA repair enzymes가 가지는 기능 장애의 원인은 알려져 있지 않다. 비슷한 맥락에서 DNA 복구는 노화를 예방하는 데 중요할 수 있으며, 세포가 더 효율적인 DNA 복구 효소를 가진 종은 더 오래 산다. 또한, DNA 복구 효소의 유전적 결함이 인간에서 조로증Progeria, 색소성 건피증Xeroderma Pigmentosum, 다운 증후군Down's Syndrome과 같은 조기 노화 증후군premature aging syndromes을 유발할 수 있음이 밝혀졌다.

미토콘드리아 DNA의 돌연변이율mutation rate은 핵nuclear DNA 돌연변이율보다 10~20배 빠르며, 이는 부분적으로 분자 산소의 사용 과정utilization of molecular oxygen에서 발생하고 생성되는 활성산소가 풍부하기 때문이다. 미토콘드리아의 돌연변이는 (i) 에너지 생산의 결함defects in energy production을 초래하고 (ii) 결함이 있는 전자전달faulty electron transport로 인해 활성산소를 생성하며 (iii) 세포 자멸사를 유도할 수 있다고 판단된다. 나이에 따른 미토콘드리아 기능의 저하가 인간을 포함한 많은 동물에서 관찰된다.

c) 텔로미어 단축(Telomere shortening)

텔로미어는 염색체 끝에 반복되는 DNA 서열로, 세포 노화를 결정하는 중요한 요소이다. 텔로미어라는 용어는 '돌연변이가 X선에 의해 유도될 수 있음'을 발견한 공로로 1946년 노벨 생리의학상을 수상한 미국의 유전학자 허먼 뮐러Hermann Muller에 의해 만들어졌다. 텔로미어의 생물학적 중요성은 캘리포니아 대학교 샌프란시스코의 블랙번Elizabeth Blackburn 박사가 추가적인 텔로미어를 합성하는 효소인 텔로머라아제telomerase를 발견하면서 명확해졌다. 텔로미어는 DNA 중합효소DNA polymerase에 의해 복제되지 않는다. DNA 중합효소는 새로운 DNA분자를 만드는 효소로 세포분열 동안 유전 코드의 정확한 복제를 확실하게 한다. 텔로머라아제가 유지하지 않으면 세포 분열마다 텔로미어의 수는 순차적으로 줄어든다. 1960년대 헤이플릭이 제안한 세포 노화 개념도 정상세포에서 텔로미어 단축의 발견을 위한 하나의 동력이 되었다.

텔로머라아제의 발견 이후 많은 노화 연구자들과 암 연구자들이 텔로머라아제의 유용성을 밝히는 데 집중하였다. 변형된 암세포는 활성화된 텔로머라아제를 포함하고 있어 시험관 내in vitro와 생체 내in vivo에서 불멸화된다. 가장 좋은 예 중 하나는 헬라세포HeLa cells로 이 세포는 자궁경부의 진행성 암종을 앓고 있던 헨리에타 랙스Henrietta Lacks로부터 처음 배양되어 1950년대 초부터 현재까지 70년 이상 불멸 상태를 유지하고 있다. 헬라 세포에서는 텔로미어 단축이 발견되지 않았다. 텔로머라아제의 억제가 암세포를 비복제 상태인 세포 노화 상태로 만들 것이다.

반면, 배양된 정상 세포는 제한된 수명을 가진다. 같은 논리로, 노화 위기를 겪는 정상 세포는 텔로미어 단축이 방지되면 구제될 수 있으리라 생각했다. 정상 세포에 텔로머라아제 유전자를 주입함으로써 수명을 연장할 수 있을 것이라는 논리였다.

대부분의 포유류 체세포 조직은 텔로머라아제가 결여되어 있어 텔로미어 단축이 결국 세포 분열을 금지하는 '생물학적 시계'일 수 있다는 제안이 있었다. 그러나 텔로미어 길이와 동물의 수명 사이에는 상관관계가 없으며인간의 텔로미어는 쥐보다 훨씬 짧다, 인간의 텔로미어 길이와 나이 사이에도 상관관계가 없다. 일반적으로 생물학적 시계로서의 텔로미어 단축은 앞에서 논의된 바와 같이 노화의 바이오마커로서 DNA 메틸화보다 신뢰성이 낮다. 각각의 측정치와 노화의 상관 계수는 각각 0.5와 0.8이다. 한편, 텔로미어 의존적 세포 분열 억제가 일종의 '노화 시계'라기보다는 암에 대한 방어로 중요하게 작용할 수 있지 않겠느냐는 제안이 있었다. 암 연구자들이 변형된 악성 세포에 텔로머라아제 억제제를 삽입하려고 시도했지만, 결과는 다양하고 일관성이 없었다. 생체 내 암세포에 유전자를 삽입하는 것도 매우 도전적인 일로 드러났다.

d) 영양소 감지 비정상화(Deregulated Nutrient Sensing)

MIT의 저명한 세포 생물학자이자 암 연구자인 와인버그Weinberg 박사는 2000년 더글라스 하나한Douglas Hanahan과 함께

"암의 특징The Hallmarks of Cancer"이라는 기념비적인 논문을 발표했다. 이 논문에서 그들은 뉴욕시 지하철 시스템의 지도를 연상시키는 방식으로 암 관련 세포 신호 경로의 세부 사항을 설명했다세포 신호 다이아그램과 뉴욕시 지하철 지도를 함께 논문에 실었다.. 세포 신호 전달 경로는 세포 기능, 예컨대 세포 분열 또는 세포 사멸을 제어하기 위해 세포 내 분자 그룹이 함께 작동하는 일련의 생화학적 반응을 설명한다. 예를 들어, 세포는 호르몬이나 성장 인자와 같은 분자가 세포 내 또는 세포 표면의 특정 단백질 수용체에 결합할 때 환경으로부터 신호를 받는다. 경로의 첫 번째 분자가 신호를 받으면 다른 분자가 활성화된다. 이 과정은 육상 경기의 릴레이와 유사하다. 마지막 분자는 보통 핵에 있으며 활성화되어 세포기능을 수행한다.

결국 비정상적인 단백질 키나아제 활성이 인간 암의 발병에 핵심적인 역할을 하는 것으로 나타났다. 수용체 티로신 키나아제RTK: Receptor Tyrosine Kinase를 포함하는 상류 신호 전달 경로 중 하나가 정상 세포에 비해 암세포에서는 과도하게 활성화되는 것으로 밝혀진 것이다. 이에, 액체 및 고형 인간 암을 관리하는 접근 방식도 RTK를 억제하는 방향으로 변화되었다. 특정 신호 분자를 표적으로 삼는 것이 암 치료의 새로운 접근 방식으로, 이것을 우리는 '표적 암 치료'라고 부른다. 최초의 경구 표적 치료제인 이매티닙Imatinib은 필라델피아 염색체 양성 만성 골수성 백혈병Ph+ CML과 위장관 기질 종양GIST 환자에서 과활성화된 티로신 키나아제를 억제하였다. 세포독성 화학요법Cytotoxic chemotherapy은 세포의 기원에 관계 없이 악성 세포와 정상 세포 모두의 세포 재생산을 억제하는 것을 목표로 한다. 그 이후로 대부분 티로신 키나아제 억제제TKI 형태의 많은 표적 치료제가 도입되었다. 예를 들어, 역형성 림프종 키나아제ALK 돌연변이를 가진 기관지 폐암, 상피 성장 인자 수용체EGFR 돌연변이를 가진 비소세포폐암NSCLC과 같은 고형 암에 적용되었다. TKI는 치명적인 암으로부터의 생존율을 연장시켰다.

복잡하고 때로는 중복되는 세포 신호 전달 경로 중에서 mTOR는 중요한 전환 신호 단백질로 밝혀졌으며, 마치 그랜드 센트럴 역이나 펜 스테이션 지하철역과 같이 움직인다. 1990년대 중반 NIH 연구 섹션의 의장이자 저명한 신경외과 의사였던 사람이 앞으로는 mTOR이 암 생물학에서 세포 신호 전달 경로로서 논의의 중심이 될 것이라고 언급했던 기억이 난다. 이처럼 mTOR 역시, 노화 연구에서 중심적인 위치에 있는 것으로 드러났다.

mTOR란 무엇인가?

mTOR의 역사는 흥미롭고 매우 복잡하다. 원래 라파누이Rapa Nui로 알려진 이스터 섬의 토양 박테리아에서 발견되었다. 라파마이신Rapamycin은 항진균제 및 강력한 면역 억제제이며 항정적anti-static, 암 활성을 보였다. 전 세계 여러 실험실에서 수행된 복잡한 연구를 통해 mTOR의 기능은 특히 영양소 감지 신호 전달 경로의 중심 조절자로서 명확해졌다.

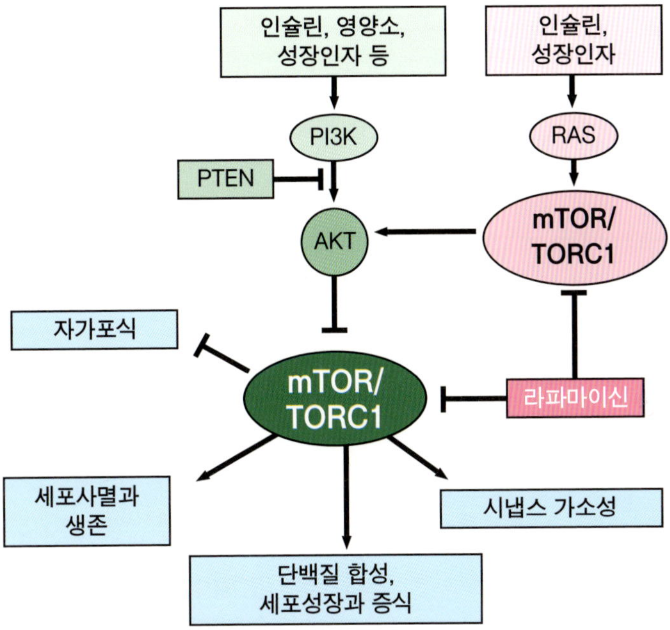

그림 7. mTOR 경로 인슐린, 영양소, 성장 인자 및 기타 분자가 포스파티딜이노시톨 3-키나아제(PI3K) 신호 경로를 조절하며, 이는 mTOR/TORC1에 간접적인 영향을 미친다. 신호 경로에서 RAS는 'Rat sarcoma'를 의미하며 세포 내에서 신호를 전달하는 단백질 가족을 나타낸다. RAS 단백질은 세포 성장과 생리학의 많은 측면, 특히 증식, 이동, 생존, 분화 및 섬유증에 관여한다. RAS 돌연변이 유전자는 인간 암, 특히 췌장암에서 가장 자주 발견된다. RAS는 mTOR/TORC2에 직접적인 영향을 미친다. mTOR/TORC2는 mTOR/TORC1에 간접적인 영향을 미치며, 이는 자가포식, 단백질 합성, 세포 성장 및 증식, 시냅스 가소성 및 인지 기능을 포함한 세포 사멸 또는 생존에 영향을 준다. 라파마이신은 mTOR 경로를 억제하는 첫 번째 화합물이다.

mTOR Mammalian Target of Rapamycin은 라파마이신의 포유류 표적 단백질로, 인간에게서는 mTOR 유전자에 의해 암호화된 단백질 키나아제이다. mTOR 신호 경로는 세포 내 및 세포 외 신호를 통합하여 세포 대사, 성장, 증식 및 생존의 중심 조절자로 작용한다. 그림에서 보여주듯이, mTOR의 역할은 세포 조절의 중심 허브 역할을 한다. mTOR의 칼로리 제한에서의 중심 역할은 II장에서 설명된다.

지난 20년 동안 이루어진 발견들은 mTOR 경로가 다양한 세포 과정예: 종양 성장 및 혈관 신생, 인슐린 저항성 및 지방 생성 등에서 활성화되며, 암, 제2형 당뇨병 및 비만과 같은 인간 질병에서 비정상화 된다는 것을 보여 준다. 따라서 mTOR는 인슐린, 인슐린 유사 성장 인자IGF 및 아미노산과 같은 상류 경로의 입력을 통합한다. mTOR는 또한 세포의 영양소, 산소와 에너지 수준을 감지한다.

라파마이신Rapamycin은 항생제로, FKBP12와 같은 세포 내 수용체와 결합하여 mTOR를 억제한다. 라파마이신은 mTOR를 억제하여 세포 노화를 초래한다. mTOR 활동이 감소하면 낮은 생명체lowly worms, 예를 들어 예쁜 꼬마선충C. elegans 뿐만 아니라 쥐에서도 수명이 연장되는 것으로 밝혀졌다. mTOR는 노화 관련 분비표현형SASP의 주요 개시자initiator이다. 세포 노화에 관해 다루는 이전 섹션을 참조하라.

e) 시르투인(Sirtuin)

mTOR와 노화 연구의 역사와 달리, 시르투인 전사 인자에 대한 우리의 이해는 MIT의 저명한 분자 생물학자인 레너드 가렌트Leonard Guarente 박사가 효모S. cerevisiae를 사용하여 시르투인의 기능과 본질을 밝히면서 시작되었다. 시르투인이란 무엇인가?

시르투인은 대사 조절에 관여하는 신호 단백질 군이다. 처음에 가렌트 연구소의 연구자들은 SIR 유전자라는 군에 속하는 세 개의 유전자를 발견했다. SIR은 '침묵 정보 조절자Silent Information Regulator'를 의미한다. 가렌트 연구소는 또한 Sir2의 활동이 증가하면 효모의 수명이 연장되는 반면, 돌연변이 Sir2는 수명을 단축시킨다는 것을 보여주었다. 인간을 포함한 포유류는 핵, 세포질 또는 미토콘드리아의 다양한 세포 소기관에 위치한 7개의 시르투인을 가지고 있다. 시르투인은 산화 스트레스 및 DNA 손상 물질과 같은 다양한 스트레스에 대한 세포 반응에서 중요한 역할을 하는 것으로 믿어진다.

시르투인 활성제를 찾는 연구는 노화 연구에서 가장 광범위하고 활발한 주제 중 하나이다. 연구자들은 커큐민curcumin이나 레스베라트롤resveratrol과 같은 천연 화합물을 찾고 있다. Sirt1의 활성제인 레스베라트롤에 대한 초기 연구는 일부 과학자들이 레스베라트롤이 수명을 연장할 수 있다고 추측하게 만들었다. 2018년까지 그러한 효과에 대한 확실한 증거는 발견되지 않았다. 시르투인 단백질은 DNA 복구에 사용된다. Sirt7가 결핍된 쥐는 조기 노화의 특징을 나타낸다. 이 단백질은 히스톤 탈아세틸화histone deacetylase 효소로, 또 다른 후성유전학적 수정자로서 텔로미어 염색질에서 유전자 발현에 영향을 미쳐 DNA 복구를 촉진하여 쥐의 수명을 연장시킬 수 있다.

08. 면역 노화의 역할(Role of Immuno-senescence)

앞서 논의한 바와 같이 세포 노화는 거의 모든 세포에서 발생하지만, 면역 세포의 노화는 건강에 가장 광범위한 영향을 미친다. 그렇다면 면역 노화immuno-senescence란 무엇인가? 면역 노화는 선천적 면역 체계와 후천적 면역 체계를 모두 포함하는 면역 기능의 조절 장애 상태dysregulated immune function로 정의되며, 노인이 감염에 더 취약해지고 자가면역 질환autoimmune disease과 암에 걸릴 가능성이 높아지는 상태를 말한다. 후천적 면역 체계가 선천적 면역 체계보다 많이 영향을 받는 것으로 보인다.

선천적 면역 체계는 박테리아, 바이러스, 곰팡이 및 기생충과 같은 유해 물질에 대한 신체의 첫 번째 방어선이다. 선천적 면역 체계는 항원 처리와 제시 능력이 저하decline in antigen processing and presentation capacity되어 자극에 대한 반응이 감소한다. 후천적 면역 체계는 매우 전문화specialized되어 있어 감염을 일으키는 특정 병원체germ를 표적target으로 한다. 후천적 면역 체계는 두 가지 주요 유형의 림프구lymphocytes, B세포와 T세포를 포함한다. 둘 다 백혈구의 일종이다. B세포는 침입하는 박테리아, 바이러스 및 독소를 공격하는 데 사용되는 항체를 생성한다. T세포는 바이러스에 감염되었거나 암세포로 변한 신체의 세포를 파괴한다. 로버트 굿Robert Good 박사는 1980년대 초 뉴욕의 슬론-케터링 암 연구소 소장이 되었을 때, 미네소타 대학교에서의 동료들과 함께 자신을 소개하면서 닭의 흉선과 점액낭 림프계thymic and bursal lymphoid system in the chicken에 대해 설명했다.

선천적 면역 체계와 달리 후천적 면역 체계는 출생 후 천천히 발달하고, 미성숙 T세포naïve T cells가 면역 반응에서 더 큰 역할을 한다. 흉선thymus은 대부분 사춘기 이후로 퇴화하며, 미성숙 T세포의 수도 감소한다. T세포는 흉선 안에서 성숙한다. 흉선 퇴화thymic involution는 면역 체계 노화immune system senescence의 일반적인 특징이며 대부분의 척추동물에서 발생한다. 흉선이 축소되면서 지방 조직fatty tissue이 T세포 영역을 대체한다. 이 과정은 새로운 T세포의 생산 감소와 생산된 T세포의 질과 양의 감소로 이어진다. 흉선 상피 시스템thymus epithelial system은 중년 이후 매년 약 1%씩 감소하여 70세가 되면 전체 흉선의 약 10%가 된다.

면역 노화의 발병기전pathogenesis of immuno-senescence은 앞에서 설명한 것처럼, 일반적인 세포 노화와 유사하다. 특히 T세포 면역 노화의 결과는 다음과 같이 요약된다. (i) 항원 자극에 대한 반응에서의 증식 저하impaired proliferation in response to antigenic stimulation, (ii) 바이러스 병원체에 대한 면역 방어 장애hampered immune defense against viral pathogens, (iii) 사이토카인 프로필의 변화changes in cytokine profile, 예: 염증성 사이토카인 증가 등. 면역 노화는 만성 염증의 주요 원인 중 하나라는 점을 주목할 필요가 있다자세한 내용은 만성 염증에 대한 내용 참조. 노인에게서 발생한다고 알려진 면역 노화로 인해 백신으로 얻어진 면역Vaccine-induced immunity의 효능도 감소한다. 세계 인구의 고령화와 전염병의 위험이 증가함에 따라 전세계적으로 건강한 노화를 위해 노인의 면역을 개선하기 위한 보조제와 백신 개발이 중요하다. 백신 효능을 높이기 위한 몇 가지 전략으로는 항원 용량 증가increasing the antigen dose, 다가 항원 백신multivalent antigen vaccine, 적절한 보조제appropriate adjuvants, 광생물 조절PBM: photo-bio-modulation 등이 있다이 장 아래에서 설명. 현재 노인을 위한 맞춤형 독감 백신이 이러한 전략 중 하나이다.

노화로 인해 감소하는 면역력을 어떻게 강화할 수 있을까? 일반적인 조언은 건강한 식단, 규칙적인 운동, 충분한 수면과 균형 잡힌 장내 미생물군 유지이다장내 미생물에 대해서는 다음 장에서 논의할 것이다.

한편, 수백만 년에 걸친 발열의 진화 생물학Evolutionary biology of fever은 면역 세포를 활성화하고 신진대사율을 높여 감염 중에 생존율을 높이는 이점을 제공한다는 것을 보여주었다. 경미한 전신 고열39~41℃은 선천적 면역 체계와 후천적 면역 체계를 모두 자극하여 감염 중 면역 반응의 효과를 높이는 것으로 나타났다. 추가 연구에 따르면 사이토카인 인터루킨-6cytokine interleukin-6이 발열 유도febrile induction의 중요한 매개체 역할을 한다. 2000년대 초, 뉴욕 버팔로의 로스웰 암 연구소의 레파스키Repasky 박사와 그녀의 동료들은 전임상연구pre-clinical study에서 경미한 전신 고열이 항암 활성을 강화한다고 입증했다. 우리의 연구 결과 역시 42~43℃

범위의 국소 및 지역 고열local and regional hyperthermia이 악성 흑색종malignant melanoma과 T세포 피부 림프종T cell cutaneous lymphomas 중 하나인 진균증균상 낭포 피부 림프종mycosis fungoides 환자의 방사선 치료 효능을 높인다는 것을 보여주었다.

일본에서의 온천 문화에는 온천수와 주변의 목욕 시설, 그리고 전통 여관이 있다. 온천 목욕은 전신 열탕으로 경미한 전신 고열 상태mild whole-body hyperthermia와 흡사할 수 있다. 일본 전역에는 약 25,000개의 온천수가 있으며, 지열로 가열된 온천수를 사용한다. 전통적으로 그리고 현재도 일본인들은 온천 목욕을 사랑하고 즐긴다. 온천은 일본 문화에서 매우 중요한 부분이다. 많은 건강상의 이점이 있으며, 대부분은 경험담으로 존재했다. 그러나 최근 사이언티픽 리포트Scientific Reports 저널에 발표된 연구 보고서는 일본 온천 목욕이 건강한 개인의 장내 미생물에 미치는 영향을 조사했다. 그들의 결과는 치료 목적으로 온천을 사용하는 유익함에 대해 놀라운 통찰력을 제공한다.

또한, 광생물 조절PBM: Photo-bio-modulation로 알려져 있는 다른 국소 및 지역 광선요법light therapy도 국소 면역local immune function을 강화하는 것으로 생각된다. PBM은 레이저, 발광 다이오드LED: Light emitting diodes, 적색광red light 및 근적외선 스펙트럼near red light spectrum의 램프를 포함한 다양한 비이온화 광원non-ionizing forms of various light sources을 사용하는 광선 요법light therapy의 한 형태를 말한다. PBM은 광자photons를 사용하여 생물학적

과정을 조절하는 광화학적photochemical 및 광물리적photophysical 변화를 유발하여 염증 감소, 통증 완화, 상처 치유 촉진과 같은 임상적 효과observable clinical effects를 유도한다. 최근 미국 피부과 학회지Journal of the American Academy of Dermatology에 발표된 두 편의 논문이 분자 작용의 개요와 작동 방식overview and mechanism of molecular action, 그리고 그 임상적 이점을 개괄하고 있다.

09. 장내 미생물의 역할(Role of Gut Microbiome)

미국 국립보건원NIH이 2007-2015년에 연구 개진research initiative을 발표한 이후, 인간 미생물군 프로젝트HMP: Human Microbiome Project에 대한 대중 매체의 열광적인 반응과 연구 논문의 폭발적인 증가가 있었다. HMP 프로젝트는 미생물군을 구별하여 특성화characterize하고, 미생물이 인간의 생체 내에서 하는 역할을 밝히기 위한 자원resource을 생성하는 것을 목표로 했다. 장내 미생물군은 건강한 사람과 질병이 있는 사람 모두에게 중요한 역할을 한다. 그렇다면 장내 미생물군이란 무엇인가?

장내 미생물군Gut Microbiome은 내장, 주로 대장colon에 서식하는 미생물들의 모음이다. 이 미생물군은 박테리아bacteria, 바이러스viruses, 곰팡이fungi, 고세균archaea, 단세포 진핵생물single-celled eukaryotes 등 다양한 종류의 미생물로 구성된다. 미생물군은 여러 미생물들의 합으로 그들의 유전 정보genetic information와 생태적 공간ecological niche에 대한 내용을 담고 있다. 장내 미생물군의 대부분은 숙주와 공생 관계를 맺고 있어, 우리와 미생물 모두가 이 관계에서 이익을 얻는다. 미생물군은 면역 체계 발달, 신진대사 건강, 장 건강, 인지 건강, 호르몬 조절, 염증, 만성 질환에 영향을 미친다. 미생물군은 장-뇌 축을 통해 기분, 인지와 뇌 건강에 영향을 미치는 것으로 생각된다. 나이와 관련된 미생물군 변화는 염증 증가와 연관되어 있으며, 이는 인지 건강에 부정적인 영향을 미치고 알츠하이머병Alzheimer's Disease, 성인 당뇨병adult-onset diabetes, 비만obesity과 같은 상태와 연결될 수 있다.

다양한 미생물의 존재는 어린 시절early life 우리의 면역체계가 유해한 미생물을 인식하도록 훈련하는데 필수적이다. 나이가 들면서 미생물군의 다양성이 감소하며 면역 반응이 저하되고 감염 가능성이 증가한다.

장내 미생물군은 음식을 소화하고, 영양소 추출과 필수 비타민을 생산하는데 도움이 된다. 장내 박테리아는 특정 복합 탄수화물과 식이섬유를 분해하는 데 도움을 준다. 이들은 프로피온산, 아세트산, 부티르산과 같은 짧은 사슬 지방산단쇄지방산SCFA: short-chain fatty acids을 부산물로 생산한다. 그중 가장 잘 알려진 SCFA는 부티르산Butyric acid이다. 부티르산은 장내 유익한 박테리아가 식이섬유를 분해할 때 생성되는 짧은 사슬 지방산이다. 미국 식단은 식이섬유가 부족하다는 점에 유의해야 한다. 고식이섬유 식단High-fiber diet에는 다중 항산화제multiple anti-oxidants와 같은 여타 미량 영양소micronutrients가 포함되어있다.

부티르산의 주요 건강 이점은 결장colon: 대장의 일부 세포에 에너지를 제공하는 것으로, 이는 결장 세포의 총 에너지 요구량의 70% 이상을 차지한다. 부티르산은 또한 장 벽의 성격integrity of the gut barrier을 유지하는데 도움이 된다. 대부분의 부티르산은 장내에서 생성된다. 또한 우유, 요거트, 김치, 콤부차, 치즈와 같은 음식에서도 발견된다. 부티르산나트륨sodium butyrate은 부티르산을 증가시키기 위한 가장 일반적인 건강 보조제 중 하나이다. 대장암 예방을 위한 임상 연구에서 치료 용량의 부티르산나트륨을 환자에게 경구 투여한 결과는 환자에게 최소한의 이점을 주는 데 그쳤다. 부티르산은 짧은사슬지방산으로 빠르게 흡수되지만, 체내 반감기가 매우 짧아 빠르게 분해된다.

충분한 식이섬유와 건강한 장내 미생물군에 의해 장내에서 부티르산이 지속적으로 생성되면 이 짧은 사슬 지방산의 유익한 효과를 증대시키고 노화 과정을 늦출 수 있다. 부티르산은 후성유전학 수준에서 효과를 발휘하며 히스톤 탈아세틸화효소histone deacetylase를 억제하여 히스톤 아세틸화histone acetylation를 촉진하는 것으로 알려져 있다. 그러나 이 짧은사슬지방산이 어떤 방식으로 면역 체계 기능을 개선하고, 인슐린 감수성을 높이며, 염증을 줄이고, 대장암을 예방할 수 있는지에 대해서는 아직 알려져 있지 않다.

나이가 들면 장내 미생물군은 어떻게 변하는가?

나이가 들면서 장내 미생물군은 변화한다. 이것이 어떻게 일어나는지는 명확하지 않다. 아마도 염증 증가와 생활 방식의 변화 때문일 것이다. 예를 들어, 덜 움직이면서 더 많은 가공 식품을 섭취한다든가 하면 그러하다. 그러나 다양한 과일, 채소, 콩, 통곡물을 섭취하면 장 건강을 보호하는 데 도움이 된다. 일주일에 5일, 하루 30분 운동하는 것도 도움이 된다. 상업적으로 판매되는 프로바이오틱스probiotics 제품을 섭취하면 '좋은' 장 건강에 도움이 될까? 연구에 따르면 반복적이거나 장기간의 경구 항생제 치료를 받지 않는 한, 프로바이오틱스는 장 건강에 유익하다는 것이 입증되지 않았다. 한편, 프리바이오틱스prebiotics라는 식이섬유 보충제의 한 종류는 '좋은' 장을 형성하는 데 도움이 될 수 있다.

균형 잡힌 미생물군은 장벽의 건강한 성격을 유지하여 유해한 박테리아가 혈액으로 들어가는 것을 막는다. 노화는 염증성 장 질환과 관련이 있으며, 이는 적어도 부분적으로 미생물군의 변화에 기인한다. 장내 박테리아는 식욕 조절에서 기분 조절에 이르는 과정에 영향을 미치는 호르몬 수치에도 영향을 미친다. 나이가 들면서 미생물군의 변화는 호르몬 조절을 방해하여 나이와 관련된 호르몬 불균형에 기여하는 것으로 생각된다.

요약하면, 장내 미생물군의 다양성은 나이가 들면서 감소하며, 이는 취약성 증가와 인지 능력 저하로 이어질 수 있다. 예를 들어, 건강한 노인은 허약한 노인보다 장내 미생물군의 다양성이 더 크다. 나이가 들면서 장내 미생물군의 구성은 좋은 미생물의 감소와 잠재적으로 염증을 유발하는 미생물의 증가로 변화한다. 프로바이오틱스, 자유바이오틱스 또는 특정 영양소를 사용하는 영양 전략은 노인의 장내 미생물군을 회복하는 데 도움이 될 수 있다.

10. 만성 염증의 역할

의과대학 2학년 때 처음 수강한 병리학 수업에서 염증에 대해 처음 배웠다. 담당교수였던 홍 교수님이 염증의 주요 징후는 고대 로마 학자 셀수스Celsus에 의해 처음 소개된 네 가지 임상 징후로 특징지어진다고 설명했다. 그것들은 통증Dolor, 열Calor, 발적Rubor, 부종Tumor이다. 이후 이 리스트에는 그리스 의사 갈렌Galen에 의해 기능 상실Functio laesa이 추가되었다.

염증은 급성 염증acute과 만성 염증chronic으로 분류할 수 있다. 급성 염증은 미생물 감염이나 기계적 손상 등을 포함한 유해 자극에 대한 신체의 초기 반응이다. 이는 신체가 해를 입는 것으로부터 스스로를 보호하는 자연스러운 방법으로, 바이러스 감염을 퇴치하거나 손가락에 난 상처를 치유하는 데 도움이 될 수 있다. 일반적으로 치유가 완료되면 염증은 가라앉는다. 일련의 생화학적 및 조직학적 사건들이 국소 혈관계, 면역 체계 및 손상된 조직 내의 국소 세포나 골수 유래 세포의 염증 반응을 전파하고 성숙시킨다.

만성 염증은 장기간 지속되는 염증으로, 염증 부위에 존재하는 세포 유형, 예를 들어 대식세포macrophages, 수지상 세포dendritic cells, 조직구histiocytes 및 비만 세포mast cells의 점진적인 변화로 이어지며 조직의 파괴와 치유를 수반한다. 명백한 감염이나 손상이 없는 상태에서 발생하는 만성 저등급 염증은 '인플람에이징염증노화inflammaging'로 정의하며, 노인의 질병과 사망의 위험 요인이다. '인플람에이징염증노화'이라는 용어는 2000년 볼로냐 대학교의 클라우디오 프란체스키Claudio Franceschi 박사가 만들었다. 나이가 들면서 림프구T세포와 B세포, 대식세포1형과 2형, 단핵구, 형질 세포, 백혈구를 포함한 면역체계도 노화한다. 이를 '면역 노화immune senescence'라고 부른다. 여기서 면역계가 지속적으로 과도하게 자극되면 만성 염증이 발생한다. 보스턴의 브리검 여성 병원Brigham and Women's Hospital 보고서에 따르면, 만성염증 수치가 높은 여성은 만성염증 수치가 낮은 여성보다 심장마비, 뇌졸중 또는 심혈관 질환으로 인한 사망 위험이 70% 더 높다. 만성 염증은 또한 알츠하이머병을 유발한다.

만성 염증이 발생하면, 신체 통증, 관절통, 근육통, 만성피로 및 불면증과 같은 흔한 징후와 증상이 나타난다. 우울증, 불안과 기분장애도 나타날 수 있다. 변비, 설사, 혹은 역류성 식도염과 같은 위장 합병증과 잦은 감염도 발생한다. 만성 염증의 혈액 내에는 임상적으로 이용 가능한 바이오마커가 여러 가지 있다. C-반응성 단백질CRP: C-reactive protein, 종양 괴사 인자-알파TNF-alpha: Tumor necrosis factor-alpha, 인터루킨-6IL-6: interleukin-6이 대표적이다. 그러나 이러한 바이오마커들이 염증에만 한정적으로 적용되는 것은 아니다.

만성 염증의 원인은 다양하고 노화의 특징과 겹칠 수 있다세포 노화의 원인에 대한 위 내용 참조. 노화의 특징 외에도, 특히 세포 노화, 특히 노화관련 분비표현형SASP과 선천적 면역의 조절 장애disregulation of innate immunity는 초기 자극initial stimulus이 제거된 후에도 지속적인 만성 염증이 발생하는 주요 기전 중 하나이다. 만성 염증을 유발하는 추가적인 요인으로는 응고 인자coagulation factor, 세포 잔해cell debris, 면역 글로불린 축적immunoglobulin accumulation, 장내 미생물의 불균형건강한 패턴에서 질병과 관련된 패턴으로 미생물군이 변화dysbiosis of gut microbiome, 마이크로 RNA유전자 발현 조절에 관여하는 매우 작고 잘 보존되어온 비암호화 RNA 분자microRNA과 순환 미토콘드리아 DNAcirculating mitochondrial DNA 등이 있다. 노화 관련 다중 요인노화의 징후 참조과 만성 염증의 발생은 악순환이다. 세포 노화와 면역 노화와 같은 주요 요인을 제거하여 이 악순환을 끊지 않는 한 그러하다.

IV장에서는 '세놀리틱스Senolytics노화세포제거제'를 사용하여 만성 노화 세포를 제거하는 방법에 대해 논의할 것이다. 우리는 건강한 식단, 칼로리 제한, 수면 및 운동과 같이 만성 염증을 줄이는 것으로 알려진 실질적인 조치를 지금부터 실천할 수 있다. 동물 모델과 인간 실험에서 만성 염증을 줄이는 것으로 입증된 모든 실용적인 지침들이 IV장에서 그 생물학적 기초와 인간 임상 시험에 기반하여 자세히 다루어질 것이다.

여기서 우리는 잠시 멈추어 성찰할 시간을 가지고자 한다.
역사를 거쳐 아시아와 서구의 현인들이
시간의 흐름에도 그 빛이 바래지 않는,
그리고 우리가 마음에 새겨둘 만한 조언을 남겼다.

그런 의미에서 두 조각 지혜의 말씀을 소개한다.

첫 번째 글은 저명한 신경과 의사이자 작가인
올리버 색스(Oliver Sacks) 박사가 80세 생일을 맞으며 쓴 글로,
2013년 7월 6일 뉴욕타임즈에 실렸던 글이다.

두 번째 글은 조선후기 실학파 학자이자 관료였던
정약용의 말씀이다.

올리버 색스

노년의 기쁨

어젯밤 나는 수은에 대한 꿈을 꿨다. 거대하고 빛나는 수은 방울들이 오르락내리락하는 꿈이었다. 수은은 원소 번호 80번이고, 이 꿈은 화요일에 내가 80세가 된다는 것을 상기시켜준다.

80세라니! 믿기지가 않는다. 종종 인생이 이제 막 시작하려고 하는 것 같다는 느낌을 받지만, 곧 끝나갈 것이라는 것을 깨닫게 된다. 어머니는 18명의 자녀 중 16번째였고, 나는 네 아들 중 막내였으며, 어머니 쪽 가족의 방대한 사촌들 중 나는 거의 막내였다. 나는 고등학교 시절 항상 반에서 가장 어린 사람이었다. 지금의 나는 거의 내가 아는 사람들 중 가장 나이가 많은 사람이 되었지만, 내 마음은 여전히 가장 어린 사람이라는 느낌을 가지고 있다.

거의 80세가 되어, 의학적이고 외과적인 문제들이 여기저기 있지만, 장애가 없는 상태로 살아있다는 것이 기쁘다. 날씨가 완벽할 때 "죽지 않아서 다행이야!"라는 말이 종종 터져나온다. (이는 내 친구가 파리에서 완벽한 봄날 아침에 사무엘 베케트와 함께 걷다가 그에게 "오늘 같은 날에는 살아있다는 것이 기쁘지 않아요?"

라고 묻자 베케트가 "그렇게까지 말할 정도는 아니에요"라고 대답한 것과 대조적이다). 나는 많은 것들을 경험한 것에 감사한다. 놀라운 것도 있고, 끔찍한 것도 있지만, 12권의 책을 쓸 수 있었고, 친구, 동료, 독자들로부터 수많은 편지를 받았으며, 나다니엘 호손Nathaniel Hawthorne이 "세상과의 상호교류an intercourse with the world"라고 부른 것을 즐길 수 있었다.

'떠나다.' 누군가에게 이것은 천국으로 가는 것을 의미한다. 항상 지옥이 아니라 천국이다. 비록 사무엘 존슨Samuel Johnson과 제임스 보스웰James Boswell은 둘 다 지옥에 갈 생각에 떨었고, 그런 생각에 공감하지 않았던 데이비드 흄David Hume의 모습에 화를 냈지만 말이다. 나는 친구들의 기억과 내 책 중 일부가 내가 죽은 후에도 여전히 사람들에게 '말을 걸 수 있기를' 바라는 것 외에는 사후 존재에 대한 믿음 또는 욕망이 없다.

80세가 되면 치매나 뇌졸중의 유령이 다가온다. 동시대 사람들 중 3분의 1은 죽었고, 많은 이들이 심각한 정신적 또는 신체적 손상을 입은 상태에서 비극적이고 최소한의 삶에 갇혀 있다. 80세가 되면 쇠퇴의 흔적이 너무나도 뚜렷하다. 반응 속도가 약간 느려지고, 이름이 자주 떠오르지 않고, 힘을 아껴야 하지만, 그래도 종종 에너지와 생명력으로 가득차 있고 전혀 '늙지 않은' 느낌을 받을 때도 있다. 운이 좋으면 몇 년 더 무사히 지내며 프로이트가 인생에서 가장 중요한 두 가지라고 주장한, 사랑할 자유와 일을 할 자유를 계속 누릴 수 있을 것이다.

내 시간이 오면, 프랜시스 크릭처럼 일하면서 죽을 수 있기를 바란다. 그는 자신의 대장암이 재발했다는 소식을 들었을 때, 처음에는 아무 말도 하지 않았다. 그는 단지 잠시 멀리 바라보았다가 이전의 생각을 이어갔다. 몇 주 후에 진단에 대해 압박을 받자, 그는 "시작이 있는 것은 끝이 있어야 한다."고 말했다. 그는 88세에 세상을 떠났지만, 여전히 가장 창의적인 작업에 완전히 몰두하던 상태였다.

사람들은 승리와 비극, 호황과 불황, 혁명과 전쟁, 위대한 업적과 심오한 모호함을 보았다. 거대한 이론들이 나타났다가 고집스러운 사실들에 의해 무너지는 것도 보았다. 우리는 무상함과 아름다움을 더 의식한다. 80세가 되면 긴 안목을 가지고, 먼 미래를 내다볼 수 있고, 이전 나이에는 불가능했던 생생하고 살아있는 역사 감각을 가질 수 있다. 나는 40세나 60세였을 때는 할 수 없었던 일, 즉 한 세기가 어떤 것인지를 상상하고 뼛속 깊이 느낄 수 있다. 나는 노년을 어떻게든 최선을 다해 참고 견뎌야 하는 점점 더 암울한 시기로가 아니라, 이전 시대의 인위적인 긴급상황에서 해방되어 여가와 자유의 시간, 원하는 것을 탐구하고 평생의 생각과 감정을 하나로 묶을 수 있는 시간으로 생각한다.

나는 80세가 되는 것을 기대하고 있다.

- 올리버 색스 박사의 글에서 발췌 -

정약용

늙는 것은 아름답다

나이 들어 흐려진 눈에는
더 크고 중요한 것들만 보이니,
작고 불필요한 것들은 배경 속으로 사라진다.

이가 예민하고 시려
부드러운 음식만 먹게 되니
소화불량을 피하게 되는구나.

귀가 잘 들리지 않는다는 것은
쓸데없는 잡담은 안 들어도 되고
오직 크고 분명한 목소리만 듣는다는 뜻이다.

불안정한 걸음걸이는
조심스럽게 걸어야 한다는 것을 상기시켜주어
멀리 여행하지 않게 한다.

은빛 머리카락은
당신의 지위와 신분을 나타내는
표시이다.
창조주께서 주신 선물이다.

깜빡이는 기억은 선물이다.
과거를 모두 기억할 필요가 없고
-그렇게 하면 어지러워질 것이므로-
행복하고 좋은 것들만 기억하면 된다.

- 저자 번역 -

요약

생물학적 노화란 무엇인가?

- 노화 연구에서는 신뢰할 수 있는 바이오마커생체표지자가 필요하다. 연구자들은 두 가지 바이오마커를 살펴본다: 텔로미어 단축염색체의 일부과 DNA 메틸화후성유전학적 수준에서 메틸화된 DNA의 양.
- 유전학자이자 수학자인 스티브 호바스 박사는 생물학적 나이를 예측할 수 있는DNA 메틸화 부위를 추출하는 가이드를 개발했다. DNA 메틸화는 '그림 연령Grim Age 검사'라고도 불린다. 그림 연령 검사는 텔로미어 단축을 측정하는 것보다 우수하다.
- 후성유전학적 시계의 정확한 생물학적 작동 방식은 현재 알려져 있지 않다.

세포 노화란 무엇인가?

- 세포 노화는 노화의 정상적인 결과로, 세포가 분열과 기능을 할 수 없지만 에너지를 소비하고, 세포자멸사에 저항하며, 노화 관련 분비표현형SASP으로 알려진 고도로 염증성 인자를 분비하는 것이 특징이다.
- 노화 세포는 또한 엑소좀exosomes과 엑토좀ectosomes을 방출하며, 여기에는 효소emzymes, 마이크로 RNAmicroRNA,

DNA 파편DNA fragments, 항세포자멸사단백질anti-apoptotic proteins이 포함된다.

- 노화관련 분비표현형SASP의 초기 단계는 상처 치유와 조직 재구성에 생물학적으로 유익한 효과를 가지지만, SASP의 만성 분비는 노화 세포의 유해한 만성 효과의 주요 원인이다.
- 노화 세포는 대사적으로 매우 활발하며, 조직 세포의 2~3% 만으로도 노화 관련 질병의 주요 원인이 될 수 있다.

세포 노화의 원인은 무엇인가?

- 노화 세포는 때때로 '좀비 세포'라고 불린다. 이들은 증식을 멈추지만 죽지 않는다. 이들은 이웃 세포를 손상시킬 수 있는 급성 및 만성 염증을 유발하는 화학 물질을 계속 방출한다.
- 노화 세포의 보편적인 지표를 지정하는 황금표준은 없다. 그럼에도 불구하고 연구자들은 일부 분자 경로를 통해 노화 세포를 규명하려고 시도한다. 여기에는 DNA 손상 반응 경로DNA damage response pathway, 미토콘드리아 기능 장애Mitochondrial dysfunction와 종양 유전자 활성화Oncogene activation들이 있다.
- 노화의 원인:
  주로 산소대사의 부산물인 활성산소ROS에 의해 발생하는 산화 손상;

핵 및 미토콘드리아 DNA의 돌연변이로 인한 유전체 불안정성Genomic instability consequent to mutations in nuclear and mitochondrial DNA;

후성유전학적 변화Epigenetic alteration, DNA 메틸화 패턴 DNA methylation patterns;

텔로미어 단축Telomere shortening; mTOR 및 시르투인 전사 인자를 포함한 영양소 감지 조절 이상Deregulated nutrient sensing including mTOR and sirtuin transcription factors;

만성 염증chronic inflammation으로 정리될 수 있다.

분자 수준에서 노화의 특징은 상호작용interactive하며 교차대화cross-talking를 할 수 있다.

면역 노화의 역할

- 면역 세포 기능 저하, 만성 염증 및 감염, 자가면역 질환 및 암에 대한 감수성 증가가 면역 노화의 결과이다.
- 나이가 들면서 흉선이 위축됨에 따라 면역 노화, 특히 후천적 면역 기능이 증가한다.
- 면역 노화의 발병기전은 일반적으로 세포 노화와 유사하기 때문에 면역 노화를 극복하기 위한 전략도 유사하다. 예를 들어, 세놀리틱스 사용 및 mTOR 신호 경로 차단 등이 있다.

장내 미생물의 역할

- 장내 미생물이 건강과 노화에 미치는 영향은 활발히 연구되고 있는 분야이다. 분명한 것은 미생물이 면역 체계 발달, 대사 건강, 장 건강, 인지 건강, 호르몬 조절, 염증 및 만성 질환에 영향을 미친다는 것이다.
- 대장의 식이 섬유와 장내 미생물은 짧은 사슬 지방산을 생성하며, 그 중 부티르산이 잘 알려져 있고 특징이 밝혀졌다.
- 부티르산의 건강 상의 이점이 설명되었다.

만성 염증의 역할

- 염증은 급성과 만성으로 분류될 수 있다.
- 만성 염증은 수개월에서 수년 동안 지속되는 염증으로, 국소local 또는 골수 유래 대식세포bone-marrow derived macrophages, 수지상 세포dendritic cells, 조직구histiocytes 및 비만 세포mast cells와 같은 염증 부위에 존재하는 세포 유형의 점진적인 변화를 초래하며, 조직의 파괴와 치유를 수반한다.
- 만성 염증이 발생하는 동안 나타나는 일반적인 징후와 증상은 전신 통증generalized body pain, 관절통arthralgia, 만성 피로chronic fatigue, 불면증insomnia등이 있다. 또한 정신 및 위장 장애mental and gastrointestinal disorders가 흔하다.
- 주요 매개체에는 혈관 활성 아민vasoactive amines, 에이코사노이드eicosanoids, 인터페론-감마interferon gamma, 염증

유발 사이토카인 및 케모카인pro-inflammatory cytokines and chemokines, TNF-알파, TGF-베타, IL-베타, IL-6, SDF-1, 케모카인-12들이 있다.

- 노화의 특징 외에도 노화 관련 만성 염증의 가능한 원인으로는 SASP를 배출하는 노화세포의 축적accumulation of senescent cells secreting SASP, 혈액 응고 인자pro-coagulation factors, 세포 잔해cell debris와 장내 미생물 불균형gut dysbiosis들이 있다.
- 만성 염증을 줄이는 쉬운 실용적인 방법은 건강한 식단, 칼로리 제한, 수면 및 운동이다. 모든 실용적인 지침은 동물 모델과 인간에서 만성 염증을 줄이는 것으로 나타났다.
- 역사를 통해 아시아와 서구의 현자들이 시대를 초월한 조언을 남겼다. 두 편의 인용문은 저명한 신경과 의사이자 작가인 올리버 색스 박사의 기사와 조선 후기 실학자인 정약용의 조언에서 발췌한 것이다.

IV 치료 기회

Secrets to Living to 100 and Beyond

IV.

치료 기회

11. 항산화제와 미량 영양소

노화에 대한 연구를 방사선으로 손상된 조직에서 노화가 가속화되었다는 사실에 기반하여 '방사선 손상 조직'과 '일반적 노화 조직'으로 나누어 집중했다는 내용을 서문에서 간략히 서술하였다. 노화를 극복하기 위한 치료 기회에 대한 내용을 다룰 이 장에서는 급성 방사선 손상에 대한 배경과 항산화제antioxydants 및 미량 영양소micronutrients로 손상을 완화하는 전략에 대해 먼저 언급하고자 한다. 다음 단락에서는 노화 세포세포 분열을 멈췄지만 죽지 않는 노화 세포를 표적으로 하는 약물인 세놀리틱스senolytics에 대해 소개하며, 자유 래디컬free radical, 활성산소ROS 및 염증유발 사이토카인pro-inflammatory cytokines 등 일반적인 노화 과정에 기여하는 요소를 다룬다. 우리는 방사선 과학의 관점에서 이 주제에 접근한다.

방사선 치료는 암의 성격을 가진 종양에 대한 일반적인 치료법이다. 그러나 방사선으로 유도된 조직 손상은 치료의 심각한 부작용이 될 수 있다. 이온화 방사선으로 유도된 세포 사멸ionizing radiation induced cell death은 60년 이상 연구되어 왔으며 잘 이해된 것으로 생각되었다. 일반적인 통념상 우리는 방사선이 세포 분자를 무차별적으로 분해하거나 이온화한다고 생각했다. 그러나 DNA 손상은 방사선 노출량에 따라 치명적이거나 치명적이지 않을 수 있다다시 말해, 복구 가능할 수도 있다. 급성 방사선 손상acute radiation damage, 즉 방사선 노출 후 1~8주 동안 방사선 유도 손상의 약 2/3는 노출 중 생성된 자유 래디컬에 의해 발생한다. 자유 래디컬 외에도 활성산소ROS와 염증유발 사이토카인은 방사선 노출이 끝난 후에도 오랜 기간 동안 다양한 생물학적 손상을 유발한다. 자유 래디컬과 활성산소ROS로 인한 산화 스트레스를 극복하는 방법 중 하나는 항산화제 및 항염증제를 사용하는 것이다. 급성 방사선 손상을 완화하기 위해 성공적으로 사용한 혼합물은 다음과 같다.

- L-셀레노-메티오닌(L-seleno-methionine)
- 비타민 E 숙시네이트(Vitamin E succinate), 비타민 C 및 비타민 A
- N-아세틸 시스테인(N-acetyl cysteine)
- 알파-리포산(Alpha-lipoic acid)
- 코엔자임 Q10(Co-enzyme, Q10)

항산화제 및 항염증제 혼합물을 사용하는 근거는 여러 관찰에 기반한다. 개별 항산화제는 산화되면 산화 촉진제로 작용할 수 있다. 따라서 개별 항산화제는 방사선 후 조직 및 장기의 손상 진행을 촉진할 수 있다. 개별 항산화제는 다른 메커니즘으로 작용하며 다양한 자유 래디 종에 대한 친화도가 다르다. 우리가 사용한 항산화제 혼합물을 선택한 이유는 다음과 같다. 비타민 E는 강력한 방사선 보호제일 뿐만 아니라 화학 요법이나 방사선 치료와 함께 사용하면 항암 효과를 나타내기 때문에 숙시네이트succinate 형태로 사용한다. 셀레늄Selenium은 글루타치온 과산화효소glutathione peroxidase의 보조 인자co-factor이기 때문에 사용되며, Se-글루타치온 과산화효소는 항산화제로 역할을 한다. 글루타치온은 장내에서 완전히 가수 분해되기 때문에 경구로 섭취하여 세포 내 글루타치온 수치를 높일 수 없다. 반면, N-아세틸시스테인NAC: N-acetylcysteine과 또 다른 내인성 항산화제endogenous antioxidant인 알파-리포산alpha-lipoic acid을 경구 투여하면 서로 다른 작동방식으로 세포 내 글루타치온 수치를 증가시킬 수 있으며, 경구 글루타치온 대신 사용할 수 있다. NAC는 타이레놀 간 독성에 대한 해독제로 FDA 승인을 받았다. 약한 내인성 항산화제endogenous antioxidant인 코엔자임 Q10은 비타민 E나 C보다 빠른 속도로 과산화 래디컬peroxy-radicals을 제거하며, 산화환원 사이클redox cycle즉, 전자 공여체 또는 환원제에서 전자 수용체 또는 산화제로 전자를 전달하는 화학 주기에서 비타민 E를 재생할 수 있다.

그러나 최근에는 만성 염증이 방사선 조직 손상의 주요 원인이라는 것이 분명해졌다. 주요 염증 세포 유형 중 하나는 대식세포macrophages로, 죽어가는 세포나 죽은 세포를 감지하고 포식하며 파괴하는 역할을 한다. 대식세포는 염증 초기 단계에서 유익할 수 있다. 그러나 아무리 좋은 것이라도 과도한 것은 좋지 않다. 대식세포는 만성 염증 및 조직 손상과 관련이 있으며, 후기 정상 조직 장기 손상과 관련이 있다.

우리 연구팀은 만성 염증의 원인이 다음의 두 가지에서 비롯된다는 가설을 제안했다. (i) 활성화된 대식세포macrophages에서 유래한 염증유발 사이토카인과 (ii) 방사선으로 유도된 세포 노화이다. 첫 번째 접근방식은 소분자 억제제small molecule inhibitors를 사용하여 사이토카인 매개 염증pro-inflammatory cytokines을 억제하는 것이었고, 두 번째 접근방식은 노화 세포즉, 분열을 멈췄지만 유해한 염증유발 매개체를 생성하는 세포를 찾아 제거하는 것이었다. 방사선으로 유도된 노화는 연령으로 인한 노화의 특징과 유사한 점을 가지고 있다. 결국, 이온화 방사선ionizing radiation은 잘 알려진 DNA 손상 유발물질 중 하나이며DNA 손상은 노화 과정의 일부이다. 염증유발 안지오텐신 II의 생성을 억제하는 안지오텐신 전환 효소ACE: angiotensin-converting enzyme 억제제를 사용하면 피부, 신장 및 뇌를 포함한 여러 장기에서 후기 방사선 유도 정상 조직 손상을 완화할 수 있다.

12. 세놀리틱스(세포노화제거제, Senolytics)

세포 노화는 산화 손상이나 방사선 치료와 화학 요법을 포함한 DNA 손상 인자로 인한 세포 손상의 결과이다. 활발히 분열하는 세포는 복제를 중단하지만 대사적으로는 매우 활동적이다. 우리는 이러한 노화 상태senescence에 있는 세포를 '좀비 세포'라고 부른다. 좀비 세포는 죽지 않지만 고도로 염증성 물질을 분비하는데 이를 SASP 인자라고 부른다. SASP는 노화 관련 분비표현형Senescence Associated Secretory Phenotype이라는 의미이다. 이러한 좀비 세포는 많은 세포 에너지를 소비하고 TNF-알파, IL-1 베타, TGF-베타, MMP-9 등과 같은 고도의 염증성 물질을 분비한다. 좀비 세포는 만성 염증의 원인 중 하나이다.

세놀리틱스Senolytics은 조직 손상 노화 세포를 선택적으로 제거하는 새로운 종류의 약물이다. 미네소타주 로체스터에 있는 메이요 클리닉Mayo Clinic의 일반 내과, 생리학과, 그리고 생명 의공학과의 컨설턴트인 제임스 커클랜드James L. Kirkland, M.D., Ph.D.가 이끄는 연구팀은 세놀리틱스를 개발하기 시작했고, 2015년에 세놀리틱스가 사용된 예에 대해 처음으로 보고했다. 그들은 노화 세포 부담을 줄이면 자연적으로 노화된 동물의 기능 장애를 완화할 수 있음을 입증했다. 이들은 또한 약물을 사용하여 노화 세포를 제거하는 것이 노화에 유익할 수 있다는 개념을 증명해 보여주었고, 2019년에 세놀리틱스의 첫 임상 시험을 실시했다. 현재 이러한 약물에 대한 30개 이상의 임상 시험이 여러 질환에 대해 진행 중이며, 전 세계의 많은 실험실과 생명공학 회사들이 세놀리틱스 개발에 힘쓰고 있다. 현재까지 5~6개의 신호 전달 경로가 확인되었으며, 이를 표적으로 하는 약물이 개발되고 있다. 이러한 경로에는 다음이 포함된다.

- 세포 사멸 경로
- PI3K/AKT/mTOR 경로
- HIF-1 알파 및 HIF-2 알파 경로
- 티로신 키나아제 억제제
- 열 충격 단백질-90(HSP-90) 억제제

임상 시험 중인 세놀리틱스의 예로는 다사니팁Dasanitib, 케르세틴Quercetin, 피세틴Fisetin, 나비토클락스Navitoclax가 있다. 그러나 현재 이러한 단백질을 표적으로 하는 세대의 세놀리틱스는 안전성, 특이성 및 지나치게 광범위한 활성화 측면에서 얼마 간의 한계가 있다. 흥미롭게도 대부분의 세놀리틱스 약물은 초기에 항암제, 즉 표적 항암제로 개발되었는데, 이는 종양 세포와 노화 세포의 일부 신호 전달 경로가 서로 겹치기 때문이다. HSP-90 억제제를 사용한 저자 연구팀의 예비 데이터preliminary data에서 방사선 치료의 효과를 저해하지 않으면서 고용량 방사선에 노출된 쥐의 피부에서 정상 조직 손상을 줄였다.

또 다른 종류의 세놀리틱스를 사용하여 커클랜드와 그의 팀은 다사니팁Ph+ 만성 골수성 백혈병을 위한 티로신 키나아제 억제제과 케르세틴강력한 항산화 특성을 가진 식물 알칼로이드을 결합하여 심혈관 기능과 방사선 유발 근육 약화에 대한 기능적 및 구조적 개선을 보여주었다. 위약 대조군이 없는 소규모 1상 임상 연구에서 다사니팁과 케르세틴의 병용 요법은 심각한 폐 질환특발성 폐 섬유증이 있는 노인 남성과 여성의 허약함을 완화하는 데 안전하고 효과적인 것으로 나타났다. 이 약물 병용 요법의 인체 효과에 대한 다른 초기 데이터는 엇갈린 결과를 보였다. 언급할 가치가 있는 세놀리틱스의 한 종류는 나비토클락스Navitoclax인데, 이는 항세포자멸제세포자멸 방지제이며, 방사선 유발 폐 섬유증, 방사선 유발 골수 독성 관련 조혈 줄기 세포 기능 장애를 개선하는 것으로 나타났다. 나비토클락스는 만성 림프구성 백혈병 치료를 위한FDA 승인 약물이며, 주요 용량 제한 독성은 혈소판 감소증이다. 나비토클락스의 부작용을 극복하려는 시도가 진행 중이다. 현재 사용하는 많은 치료제와 마찬가지로 세놀리틱스 사용의 가장 가능성 있는 시나리오는 현재의 암 치료제와 같은 병용 요법일 것이다.

장점 만성 노화 세포를 제거하면 동물 연구에서 많은 노화 관련 질병이 크게 개선되는 것으로 나타났다. 다사니티닙과 케르세틴을 사용한 초기 임상 시험은 고무적인 결과를 보여주었다.

단점 아직 무작위 대조군 임상 시험이 없다. 공식적인 임상 연구를 시작하기 전에 임상 시험의 많은 매개변수를 알아야 한다. 예를 들어, 세놀리틱스의 최적 타이밍과 일정은 어떻게 최적화할 것인가? 투약은 지속적으로 해야 하는가?(그리고 얼마나 오래 해야 하는가?) 아니면 간헐적으로 해야 하는가? 어떤 세놀리틱스를 다른 것들과 결합해야 하는가? 이러한 질문에 대한 답은 아직 알려지지 않았다.

13. 약리학적 접근

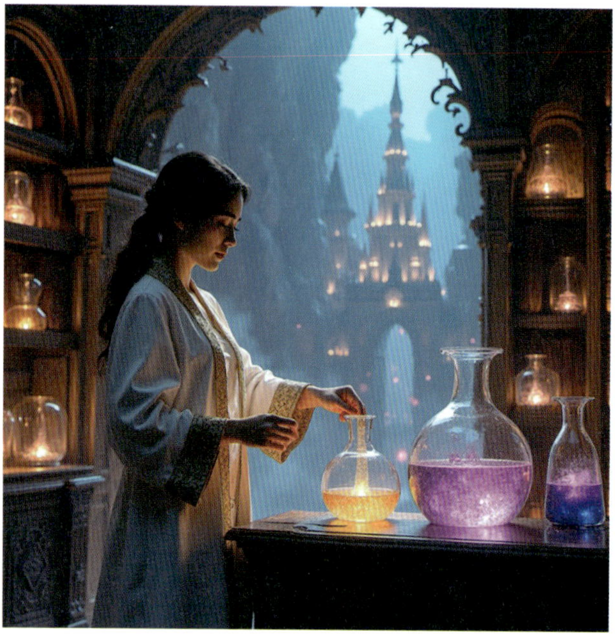

그림 8. 노화에 대한 약리학적 해결책 노화 현상을 역전시키는 마법의 약물은 없지만, 노화 과정에 긍정적인 영향을 미치는 많은 FDA 승인 약물이 있고 더 많은 약물들이 시험 중에 있다.

라파마이신(Rapamycin)

임상적으로 라파마이신시롤리무스Sirolimus라고도 알려져 있으며 상품명 라파뮨Rapamune으로 판매된다. 아지트로마이신Azithromycin, 에리트로마이신Erythromycin과 같은 마크로라이드 계열의 항생제로, 장기 이식예: 신장 거부 반응을 예방하고 때로는 관상동맥 스텐트 재협착을 치료하는 데 사용된다. 이 약물은 또한 드문 양성 및 악성 종양을 치료하는 데 사용된다. 신장 이식 거부반응 예방 시 약물의 잘 알려진 부작용으로 말초 부종, 고콜레스테롤혈증, 두통, 위장 장애, 고혈압, 크레아티닌 증가 및 혈소판 감소증 등이 있다.

워싱턴 대학교의 노화 전문가 맷 케벌라인Matt Kaeberlein 박사는 통증이 심한 동결견오십견을 앓고 있었고, 의사는 물리 치료를 권장했다. 대신 그는 8주 동안 일주일에 한 번 6mg의 저용량 라파마이신을 사용하기 시작했고, 10주 후에 통증이 사라졌다. 이 이야기는 일화적이지만, 많은 다른 환자들도 라파마이신을 비공식적으로 사용했다. 최근 조나단 안Jonathan An 박사와 맷 케벌라인 박사는 치주질환이 있는 노인 환자의 항노화 약물로 라파마이신을 사용하는 것에 대한 FDA 승인을 받았다. 치주 질환은 65세 이상의 성인의 70%에게 영향을 미치는 만성적인 구강 염증 질환이다. 치주 질환은 심장병, 당뇨병 및 알츠하이머병과 관련이 있는 것으로 생각되는데, 이러한 질병들은 모두 노화라는 근본적인 위험 요소를 공유한다.

라파마이신의 항노화제로서의 생물학적 기초는 수년 동안 잘 확립되어 왔다. 모든 전임상pre-clinical 연구는 라파마이신이 다양한 종예: 예쁜꼬마선충C. elegans에서 쥐에 이르기까지에서 노화를 늦추고 수명을 연장하는 것으로 나타났다. mTOR는 에너지 대사 및 영양소 감지 신호 전달에서 중요한 역할을 하며, 라파마이신과 그 유사체는 mTOR 키나아제를 억제하여 칼로리 제한CR을 모방하는 작용을 한다.

라파마이신과 그 유도체를 사용한 수명 연장에 대한 임상 시험은 진행 중이지 않다. 전임상 모델에서 장수에 대한 유익한 효과가 있음에도 불구하고 임상 시험이 진행되고 있지 않는 데에는 몇 가지 이유가 있다. 식품의약국FDA은 노화를 질병으로 간주하지 않기 때문에 라파마이신을 장수 목적으로 승인하지 않을 수 있으며, 일반의약품로 제약 회사가 비싼 임상 시험에 자금을 지원할 재정적 인센티브가 거의 없다. 특히 임상시험 과정이 길 것으로 예측되면 더욱 그러하다. 둘째, 라파마이신은 mTORC1두 가지 형태의 mTOR, mTORC1과 mTORC2가 있음을 구체적으로 억제하지 않는다. 셋째, 현재 임상에서 사용되는 용량은 장기 사용에 너무 독성이 강하다. 그럼에도 불구하고 의사와 기업가들은 이 약물을 장수 약물로 처방하는 데 열성적이다.

장점 mTOR 억제가 동물의 수명과 연령 관련 질병을 증가시킨다는 연구 결과를 뒷받침하는 분자 및 동물 연구가 증가하고 있다. 라파마이신 및 라파로그(라파마이신의 유사체)는 신장 이식 및 기타 조건에서 임상적으로 사용되어 왔다. 저용량 간헐적 사용이 잇몸 질환과 동결견(frozen shoulder)과 같은 노화 관련 장애를 줄이는 데 유익하다는 보고가 있다.

단점 무작위 임상 시험이 계획되지 않았다. FDA가 노화를 질병으로 간주하지 않는 한, FDA가 후원하는 임상 연구는 없을 것이다. mTORC-1의 더 구체적인 억제제가 미래에 mTOR 억제와 관련된 부작용을 완화할 수 있다. 약물의 부작용이 너무 많아 일상적인 임상 사용에는 비공식적 사용조차도 적합하지 않다.

메트포르민(Metformin); GLP-1 수용체 작용제

수백만 명의 사람들이 제2형 당뇨병을 조절하기 위해 복용하는 메트포르민은 혈당을 낮추는 것 이상의 일을 할 수 있다. 노화 생물학자들은 건강한 노인 성인에서 메트포르민이 노화 관련 질병을 예방하고 더 긴 건강 수명을 촉진할 수 있는지 테스트하기 위해 The TAME Trial이라는 임상 연구를 설계했다.

메트포르민상표명 글루코파지Glucophage은 1990년대부터 미국에서 제2형 당뇨병 치료를 위한 주요 1차 경구 약물이며, 이 약물은 1950년대 초 유럽에서 승인되었다. 메트포르민은 일반적으로 부작용이 적고 환자 입장에서 견딜 만하다. 가끔 위장 장애, 저혈당 및 근감소증근육 손실이 보고되지만, 처방된 용량 범위 내에서 심각한 젖산 산증은 드물다. 2021년 미국에서 두 번째로 많이 처방된 약물로, 9천1백만 건 이상의 처방이 있었다.

제2형 당뇨병 관리에 있어서 메트포르민이 사용되어 온 오랜 역사에도 불구하고, 이 약물이 혈당을 낮추는 작동 방식은 명확하지 않다. 메트포르민은 미토콘드리아 호흡 복합체1을 억제하고, ATP 합성 감소로 인해 AMP 단백질 키나아제AMPK를 활성화하며, 미토콘드리아 생성을 자극하는 것으로 나타났다. 최근 증거는 메트포르민이 GLP-1 수용체 작용제로 기능을 하여 혈당 강하 효과를 조절할 수 있음을 시사한다.

메트포르민이 다양한 생물학적 효과를 가지고 있다는 것은 놀라운 일이 아니다. 예를 들어, 2000년대 초반에 암 연구자들은 메트포르민이 종양을 촉진하는 줄기세포를 선택적으로 억제하면서 정상 골수 유래 줄기세포에 대한 방사선이나 화학요법의 손상을 방지한다는 것을 발견했다. 역학 연구는 메트포르민을 복용하는 환자들에게서 유방암과 전립선암의 재발 가능성이 낮다는 것을 보여준다. 비당뇨병 환자의 경우, 표준 치료 후 메트포르민이 암 재발을 줄일 수 있는지 확인하기 위한 여러 임상 시험이 기대 속에 진행되었지만, 현재까지의 결과는 확정적이지 않다.

메트포르민이 노화 과정을 지연시키고 노화 관련 질병을 완화할 수 있는지에 대한 전임상 연구도 오래 진행 중이다. 메트포르민은 벌레와 쥐에서 건강 수명을 연장하는 것으로 나타났다. 메트포르민의 다른 가능한 작용으로는 주로 노화 세포에서 SASP노화 관련 분비표현형의 염증성 분비물 감소로 인해 활성산소ROS와 만성 염증의 감소가 있다.

고무적인 결과를 가져온 동물 연구와 관찰 임상 연구를 바탕으로, 2024년경에 인간을 대상으로 한 메트포르민 시험이 시작될 예정이다. 알버트 아인슈타인 의과대학 노화 연구소 창립 소장인 니르 바르질라이Nir Barzilai 박사는 메트포르민을 이용한 노화 타겟팅TAME: Targeting Aging with Metformin 임상 시험을 시작할 계획이다. TAME 시험은 미국 전역의 14개 연구소에서 65~79세의 3,000명 이상의 사람들을 대상으로 하는 6년간의 임상 연구이다. 이 시험의 목표는 메트포르민이 암, 치매, 심혈관 질환과 같은 노화 관련 질병의 발병을 지연시키면서 심각한 부작용을 일으키지 않는지 조사하는 것이다.

GLP-1 수용체 작용제

새로운 항당뇨병 약물 클래스인 GLP-1 수용체 작용제에 대한 흥미로운 결과 보고가 최근 주요 뉴스 매체와 대중의 열광적인 반응을 불러일으켰다. GLP-1 수용체 작용제는 GLP-유사체, GLP-1DA로도 알려져 있으며, 처음에는 제2형 당뇨병 치료를 위해 개발되었다. GLP-1 유사체의 브랜드명으로는 오젬픽Ozempic, 위고비Wegovy, 마운자로Mounjaro가 있다. 2022년 미국 당뇨병 협회American Diabetes Association는 심혈관 질환이나 비만이 있는 제2형 당뇨병 환자에게 GLP-1 수용체 작용제를 1차 치료제로 권장했다. 이 새로운 항당뇨병 약물 부류는 혈당 수치를 낮출 뿐만 아니라 비만, 심혈관 질환, 만성 신장 질환을 줄이고 파킨슨병과 같은 신경퇴행성 질환의 발병을 지연시키는 것으로 나타났다. 비만은 무릎 골관절염의 주요 위험 요소이다. 새로운 연구에 따르면 GLP-1 수용체 작용제인 세미글루타이드semiglutide가 체중 감소와 무릎 골관절염 통증 감소에 있어 위약보다 우수한 것으로 나타났다. 이러한 만성 질환과 관련된 이점은 이 약물의 일부 알려진 부작용을 상쇄한다. GLP-1 작용제의 가장 흔한 부작용은 위장 장애이며, 췌장염 병력이 있는 환자에서는 가끔 췌장염이 발생할 수 있다. 다발성 신경내분비 증후군2형 환자에게는 금기이다.

장점 메트포르민의 수명 연장과 노화 관련 질병에 대한 전임상 연구는 모두 긍정적이다. 제2형 당뇨병 환자 수백만 명이 오랜 기간 동안 메트포르민을 복용했기 때문에 부작용이 잘 알려져 있다. 메트포르민을 사용한 공식적인 무작위 임상 시험이 2024년에 계획되어 있다. 당뇨병 환자와 비당뇨병 환자를 포함한 많은 사람들이 모두 메트포르민(하루 1g에서 1.5g)을 비공식적으로 복용하고 있다. 제2형 당뇨병 환자와 비당뇨병 환자들이 지난 5~6년 동안 노화 관련 질환을 위해 이 약물을 복용해왔으며, 지금까지 긍정적인 결과를 보고했다.

GLP-1 유사체는 노화 관련 질병에 대해 인상적인 임상 결과를 보여 주었다. 이 약물 부류의 장기 사용 효과는 아직 알려지지 않았다. 조만간 주간 피하 주사가 아닌 경구 약물이 가능해진다면 이 약물 부류는 노화 관련 질병에 있어서 완전히 판도를 바꿀 수도 있다.

단점 인간을 대상으로 한 메트포르민 사용 결과 데이터는 일화적이거나 관찰적 데이터 외에는 없다. GLP-1 유사체의 노화 관련 질병을 위한 이 약물의 장기 사용에 대한 임상 결과는 현재까지 없다.

레스베라트롤(Resveratrol)

레스베라트롤은 식물이 박테리아나 곰팡이의 공격을 받을 때 생성되는, 폴리페놀과 피토알렉신을 포함하는 식물 알칼로이드의 일종이다. 레스베라트롤이 포함된 식품으로는 포도 껍질, 블루베리, 산딸기 및 땅콩 등이 있다. 2004년, 하버드 의과대학 유전학 종신 교수인 데이비드 싱클레어 박사는 효모에서 Sir2를 발견하고, 시르트리스 제약Sirtris Pharmaceuticals을 공동 설립하여, 초기 제품인 적포도 레스베라트롤 제형이 Sir2 단백질을 활성화할 수 있다고 홍보했다. 시르투인의 발견과 그 기능에 대한 발견은 시르투인이 산화 스트레스와 DNA 손상 물질과 같은 다양한 스트레스에 대한 세포 반응에서 중요한 역할을 한다는 점에서 큰 흥분을 불러일으켰다. 또한, 세포 내 Sir2는 효모의 수명을 연장시켰다. 시르투인의 활성화제 중 하나가 레스베라트롤 성분이었다. 대중 매체와 일부 유명인사들이 동원된 홍보로 인해 레스베라트롤은 장수의 묘약으로 인기를 끌었다.

제한된 동물 연구에서 드러난 상충되는 결과에도 불구하고, 2008년에 글락소스미스클라인GlaxoSmithKline은 시르트리스 제약을 인수했지만, 2013년 성공적인 약물 개발 없이 회사를 폐쇄했다. 레스베라트롤은 잠재적인 치료 용도로 연구되었지만, 인간에게서 질병 수정 효과나 건강상의 이점에 대한 증거가 거의 없다.

장점 레스베라트롤은 벌레와 정상 쥐와 당뇨병 쥐의 수명을 연장하는 것으로 나타났다. 그러나 인간 대상의 연구는 일관성이 없다.

단점 전임상 연구에서 실험된 레스베라트롤의 동등한 용량을 달성하려면 하루에 수천 병의 레드 와인을 소비해야 한다. 이는 실용적이지 않다.

NAD+와 그 전구체

시르투인의 이야기는 레스베라트롤로 끝나지 않는다. 시르투인의 운명과 상관없이 상당한 관심을 받고 있는 관련 분자가 하나 있다. NADNicotinamide Adenine Dinucleotide는 시르투인을 포함한 세포 기능에 필수적인 많은 역할을 한다. NAD는 해당 작용

glycolysis과 크렙스 회로Krebs cycle를 통해 ATP를 생성하기 위해 미토콘드리아 전자 전달에 필수적이다. 크렙스 회로는 미토콘드리아 내에서 일곱 개의 효소에 의해 촉매되는 일련의 반응이다. NAD는 DNA 복구 및 칼슘 이동과 관련된 전자 전달 반응에도 사용된다. 더 나아가, 인간의 시르투인 단백질 일곱 개는 모두 살아있는 세포 내 조효소인 NAD와 결합해야만 기능할 수 있다. 세포 내 NAD 수치는 나이가 들면서 점차 감소한다. NAD 수치를 높이면 인슐린 감수성이 증가하고, 미토콘드리아 기능 장애가 역전되며, 수명이 연장된다. 우리의 세포는 식단에서 직접 NAD를 흡수할 수 없다. 그러나 우리는 NAD의 직접적인 전구체인 NRNicotinamide Riboside와 NMNNicotinamide Mononucleotide이라는 두 가지 잘 알려진 분자를 이용할 수 있다.

NR 또는 NMN?

NAD+ 전구체는 무엇인가? 비타민 B3로 알려진 니아신Niacine은 니코틴산나중에 담배의 니코틴과 혼동되지 않도록 니아신으로 변경됨, 니코틴아미드니아신아미드, 니코틴아미드 리보사이드NR의 세 가지 형태를 포함하는 비타민 B3 복합체이다. 비타민 B3 결핍은 펠라그라pellagra로 알려진 피부염과 치매를 초래한다.

니코틴산이나 니아신아미드는 NAD의 구성 요소이며 NMNNicotinamide Mononulcleotide은 강력한 NAD 전구체이다. 그러나 니아신아미드는 세포 내에서 속도 제한 효소에 의해 NMN으로 전환되어야 한다. 이 효소의 활성은 나이가 들면서 감소한다. 일단 생성되면 NMN은 NR로 또는 다시 NMN으로 전환된다. NR과 NMN은 모두 소화 시스템에 의해 쉽게 흡수된다. 노화 쥐 모델을 사용한 여러 연구에서 NMN은 당뇨병, 알츠하이머병, 심혈관 질환에 이르기까지 다양한 유익한 효과를 보여주었다. 그렇다면 어떤 NAD 전구체, NR, 또는 NMN을 섭취해야 할까? 이 질문에 대한 답은 아직 명확하지 않다. 인간을 대상으로 한 초기 약동학pharmacokinetic 연구가 진행 중이다.

인간의 NAD 수치를 어떻게 높일 수 있을까? 앞서 언급했듯이, NR과 NMN은 모두 NAD의 전구체이며 장에서 쉽게 흡수된다. 일본에서 NMN의 약동학에 대한 1상 임상 시험이 진행 중이다. NMN하루 최대 1000mg의 부작용은 보고되지 않았다.

NAD를 분해하는 효소CD38를 억제하거나 폴리-ADP 리보스 중합효소PARP를 억제하여 NAD 수치를 높이는 다른 방법도 있다. CD38 억제는 단일루클론 항체나 바이오플라보노이드아피제닌, 케르세틴 등를 사용하여 달성할 수 있다. 케르세틴은 식물 알칼로이드로 흡수가 잘 되지 않지만, 케르세틴 피토솜 또는 리포솜과 같은 다른 제형은 장에서 흡수를 개선할 수 있다. PARP 억제는 티로신 키나아제 억제제예: 올라파립를 사용하여 수행할 수 있지만, 이러한 억제제의 인간에 대한 부작용은 장기 사용에 너무 심각하다.

장점 NR과 NMN은 모두 장에서 쉽게 흡수된다. 인간의 약동학 데이터는 NR과 NMN이 모두 NAD로 전환된다는 것을 보여준다. 혈청 NAD 수치의 증가가 시르투인을 활성화 하거나 촉진할지 여부는 알려지지 않았다. 부작용은 보고되지 않았다. NAD 전구체인 NR과 NMN은 미국에서 건강 보조제로 쉽게 구할 수 있다.

단점 NAD 전구체를 건강 보조제로 섭취하기 전에 해결해야 할 몇 가지 질문이 남아 있다. 예를 들어, 혈청 NAD 수치를 높이기 위해 인간에게 더 나은 NAD 전구체는 NR인가, NMN 인가? 또는 하루에 얼마나 복용하는 것이 최적일까? 또한, 바이오플라보노이드나 PARP 억제제와 같은 NAD 분해 효소(예: CD38, PARP)의 억제제를 NAD 전구체와 결합하는 것이 바람직한가?

14. 세포 재프로그래밍

세포 노화를 제거하거나 되돌리기 위한 또 다른 치료 옵션으로는 세포 재프로그래밍이 있다. 이 이야기는 적어도 1962년으로 거슬러 올라간다. 2012년에 야마나카 신야Shinya Yamanaka와 함께 노벨 생리의학상을 수상한 존 거던John Gurdon은 아프리카 발톱개구리를 복제하고, 복제 줄기세포 대신 성체 체세포를 사용하여 복제를 시도했다. 1996년, 에든버러 대학교 로슬린 연구소의 이언 윌머트Ian Wilmut 박사와 그의 팀은 '돌리Dolly'라는 이름의 암컷 양을 복제하는데 성공했다고 발표했다. 돌리는 체세포에서 복제된 최초의 포유류였다. 돌리는 유방에서 채취한 세포의 핵을 사용하는 핵이식 과정을 통해 복제되었다. 돌리의 가장 큰 유산은 동물 복제가 아니라 줄기세포 연구의 진보이다. 돌리 이후, 연구자들은 일반세포를 유도 만능 줄기세포iPS 세포: induced pluripotent stem cells로 재프로그래밍할 수 있다는 것과 이 세포가 어떤 조직으로든 성장할 수 있다는 사실을 알게 되었다.

2006년에 일본의 야마나카Shinya Yamanaka 박사와 그의 연구팀은 성인 쥐 섬유아세포fibroblast에서 유도 만능 줄기세포iPS 세포를 생성했다. iPS 세포는 성인 체세포에서 다시 프로그래밍되어 배아와 유사한 상태로 되었는데, 신체의 모든 세포 유형으로 분화할 수 있는 세포이다. 야마나카 박사와 그의 연구팀은 인간 성인 섬유아세포에서 iPS 세포를 생성했으며, 이 역시 최초의 사례였다. 이전 연구와의 주요 차이점은 야마나카 박사의 연구팀이 실험마다 하나의 전사 인자transcription factor를 도입하는 대신 여러 전사 인자를 사용했다는 것이다. 전사 인자는 특정 DNA 서열을 결합하여 DNA에서 메신저 RNA로 유전 정보의 전사 속도를 조절하는 단백질이다. 야마나카 박사의 연구팀은 초기 배아에서 중요한 것으로 알려진 24개의 전사 인자로 시작했지만, 궁극적으로 OCT3/4, SOX2, KLF4, c-MYCOSKM의 4가지 전사 인자만으로 iPS 세포를 생성할 수 있다는 것을 발견했다. 그 이후로 이 4가지 전사 인자는 야마나카 인자Yamanaka factors로 알려져 있다. iPS 세포는 이론적으로 신체의 모든 세포 유형뿐만 아니라 배아 줄기세포ES: embryonic stem cells도 생성할 수 있다. 이러한 접근방식은 세포 재프로그래밍에 대한 우리의 이해에 결정적인 영향을 미쳤다. iPS 세포는 세포 연구와 치료적 적용에 있어서 많이 응용될 수 있기 때문에 마스터 세포로 간주된다.

부분적 세포 재프로그래밍

이러한 시험관 내in vitro 연구가 유익했지만, 노화 과정의 생리학적 복잡성이 있기 때문에 재프로그래밍이 세포와 유기체 노화에 어떻게 영향을 미칠 수 있는지 더 잘 이해하기 위해서는 생체 내in vivo 접근 방식이 필요하다. 캘리포니아주 라호야에 있는 솔크 연구소Salk Institute의 오캄포Ocampo와 그의 연구팀은 노화를 해결하는 데 있어 부분적 재프로그래밍이 가지는 잠재력을 보여 주었다.

이전 연구에서는 암 발생이나 기형종teratoma, 양성 종양을 유발할 수 있는 야마나카 인자를 생체 내 실험에 사용했지만, 오캄포와 그의 연구팀은 OSKM을 단기간 유도함으로써 종양 형성을 피할 수 있음을 성공적으로 입증했으며, 이는 부분적 재프로그래밍이다. 더 나아가, 생체 내에서 OSKM을 주기적으로 유도함으로써 노화의 주요 특징을 개선시키고 생리적으로 노화된 쥐에서 손상 후 췌장과 근육의 재생 능력을 향상시킬 수 있었다.

최근 스탠포드 대학교 의과대학의 사카Sarkar와 란도Rando, 그리고 그들의 동료들이 골관절염 환자로부터 채취한 세포에 소량의 야마나카 인자를 투여하여 세포를 재프로그래밍할 수 있는 실행 가능한 방법을 설명했다. 결과는 질병에 걸린 세포와 노화된 줄기세포의 손상된 기능을 회복시킬 뿐 아니라 세포의 정체성을 유지하는 것으로 나타났다. 이들은 일시적인 세포 재프로그래밍을 위해 비통합non-integrative, mRNA 기반 플랫폼을 사용했다는 점에서도 흥미롭다.

생체 내에서 핵 재프로그래밍 인자를 일시적으로 발현시키는 일이 노화 역전, 조직 복구 및 재생에 큰 가능성을 가지고 있다. 최근 CRISPR 기술clustered regularly interspaced short palindromic repeats을 사용한 임상적 성공 사례를 통해 생체 내에서 세포를 재프로그래밍할 수 있음이 입증되었다. 예를 들어, 겸상 적혈구 빈혈과 같은 유전 질환 환자의 경우이다. 겸상 적혈구 빈혈은 드물고 쇠약하게 만들며 생명을 위협하는 유전 질환이다. CRISPR/Cas9는 표적 영역의 DNA를 절단하도록 지시할 수 있으며, 절단된 DNA를 정확하게 편집제거, 추가 또는 교체할 수 있는 기능을 제공한다. 수정된 줄기세포는 환자에게 다시 이식되어 골수에 자리잡고 태아 헤모글로빈의 생산을 증가시킨다. 태아 헤모글로빈은 산소 전달을 촉진하는 헤모글로빈의 한 유형이다.

젊은 피 수혈

세포 재프로그래밍과 관련하여 더 즉각적이고 실용적인 적용으로, 컬럼비아 줄기세포 이니셔티브Columbia Stem Cell Initiative의 소장인 에마뉘엘 파세게Emmanuelle Passegué는 혈액 줄기세포를 회춘시키면 노화를 늦출 수 있다는 연구 결과를 네이처 셀 바이올로지Nature Cell Biology에 발표했다. 그녀의 연구에 따르면 노화된 혈액 시스템은 많은 염증성 단백질, 사이토카인 및 세포를 운반하기 때문에 유기체에 많은 부정적인 영향을 미칠 수 있다. 한 가지 접근법은 류마티스 관절염 치료에 사용되는 FDA 승인 약물인 아나킨라anakinra와 같은 항염증제를 사용하는 것이다. 약물로 IL-1을 차단하면 놀랍게도 혈액 줄기세포가 더 젊고 건강한 상태로 돌아갔다. 이 연구는 노화된 쥐를 대상으로 수행되었지만, 그녀는 이 발견이 임상 시험으로 이어지기를 희망하고 있다. 또 다른 쥐 실험에서 노령 쥐의 혈액을 한 번 수혈받은 젊은 쥐에서 조직 노화가 발생하는 것으로 나타났다. 이 연구는 노화가 단순히 노화와 관련된 마모나 손상뿐만 아니라 혈액 인자로 인해 발생할 수 있음을 보여준다.

비록 FDA가 2019년에 젊은 사람의 혈액을 수혈하는 서비스를 제공하는 회사를 경고했지만, 많은 노인들은 이러한 수혈에 이점이 있다고 믿고 젊은 피를 수혈하는 관행을 이어가고 있다. 긍정적인 후기가 많이 있고, 이점이 전혀 없다는 증언도 있다. 암브로시아Ambrosia와 같은 여러 스타트업 기업은 이를 임상 시험으로 포장하여 환자들에게 '젊은 피 수혈'을 판매하고 있다. 또 다른 회사인 알카헤스트Alkahest는 알츠하이머병 환자를 대상으로 임상 시험 할 혈장 기반의 생물학적 약물을 개발했다. 플로리다의 마하라지 재생 의학 연구소Maharaj Institute of Regenerative Medicine는 G-CSF과립구 집락 자극 인자 줄기세포 동원 젊은 혈장이 노쇠한 노인 환자의 증상을 치료할 수 있는지 여부를 테스트하는 임상 시험을 진행하고 있다. G-CSF의 경우, 혈액 내 호중구 수가 임계 수준 이하로 떨어진 세포 독성 화학 요법을 받은 환자의 골수 줄기세포를 동원하기 위해 FDA 승인을 받았다. 이 새로운 임상 시험은 식품의약품안전청FDA의 신약조사IND 및 기관윤리심사위원회IRB 승인을 받아 1단계/2단계 임상연구를 진행 중이다.

줄기세포 치료 및 재생 의학

앞서 언급한 바와 같이 노화는 줄기세포 기능의 전반적인 감소와 관련이 있다. 쥐는 인간 생리학을 재현하는 모델 시스템으로 널리 사용되며, 대부분의 긍정적인 데이터는 쥐 연구를 기반으로 한다. 관찰된 대부분의 긍정적인 결과는 줄기세포가 존재하는 조직의 강화에서 비롯되다. 그러나 전체 유기체의 수명에 미치는 영향은 명확하게 밝혀지지 않았다.

노화를 위한 줄기세포 치료SCT의 임상 연구는 두 가지 주요 목표에 초점을 맞춘다. 신체적 노쇠와 얼굴 피부의 노화이다. 신체적 노쇠는 일반적으로 정맥주사로 접근하는 내부 장기에 영향을 미친다. 줄기세포를 효과적으로 전달하는 데는 많은 기술적 어려움이 있다. 예를 들어, 줄기세포를 정맥을 통해 주입하면 세포는 표적 장기로 이동하는 도중 폐 혈관을 통과한다. 그러나 폐의 '필터' 폐 조직 내에 이러한 세포가 침착됨는 표적 장기에 도달하는 줄기세포의 비율을 크게 감소시킨다. 조직이나 장기에 이점을 제공하는 데 필요한 줄기세포의 수는 알려져 있지 않다. 피부를 젊게 회춘시키는 것은 미용적인 목표이지만, 그 효과는 눈에 보이고 쉽게 접근할 수 있는 장기에서 직접 평가된다. 따라서 SCT의 목표는 상호보완적이다.

중간엽 줄기세포MSC: Mesenchymal Stem Cells는 쉽게 체취할 수 있으며, 자가 면역 질환, 퇴행성 질환, 심혈관 질환을 포함한 광범위한 병리학적 상태를 치료하기 위한 여러 세포 공급원 중에서 가장 적용 가능한 선택으로 인식되어 왔다. 이러한 세포는 일반적으로 골수, 지방 조직, 탯줄, 치수, 잇몸, 출산 전후 조직 등 다양한 조직에서 얻어진다. 저분화 MSC의 세포 프로파일은 일반적으로 특징 지어진다. 임상 시험의 급증은 SCT의 부작용을 극적으로 보여주기도 했는데, 이 중 몇 가지만 언급하더라도 이식편 대 숙주 질환, 정맥 폐쇄 질환, 소화기 문제, 감염 등이 있다.

줄기세포 제품은 FDA에서 규제하며, 일반적으로 모든 줄기세포 제품은 FDA 승인을 받아야 한다. 현재 미국에서 FDA 승인을 받은 유일한 줄기세포 제품은 제대혈탯줄 혈액에서 유래한 혈액 형성 줄기세포조혈모세포라고도 함이다. 이러한 제품은 혈액 생산즉, '조혈' 시스템에 영향을 미치는 질환이 있는 환자에게 사용하도록 승인되었지만, 다른 용도로는 승인되지 않았다.

노화와 관련된 줄기세포치료SCT 임상 연구는 최근에야 시작되었다. 현재 전 세계적으로 최소 20개의 임상 시험이 진행 중이다. 한국은 엄격한 임상 시험 및 윤리 기준을 강조하며 줄기세포 연구와 치료 분야에서 상당한 진전을 이루었다. 한국의 발전된 인프라와 고도로 숙련된 의료 전문가들은 한국을 줄기세포 치료의 인기 있는 목적지로 만들었다. 일본은 줄기세포 연구와 치료에 중점을 두고 있는, 재생 의학 분야의 세계적인 선두 주자이다. 일본 정부는 이 분야에 대규모 투자를 해왔으며, 이로 인해 빠른 발전과 획기적인 성과가 나타났다. 앞서 언급한 바와 같이, 노벨상 수상자인 야마나카 신야Shinya Yamanaka 박사가 개척한 iPS 세포 기술이 그러한 혁신 중 하나이다. 일본의 의료시설, 예를 들어 교토 대학교의 iPS 세포 연구 및 응용 센터CiRA와 같은 곳에서는 세계적인 수준의 줄기세포 치료를 제공한다. 중국도 정부의 막대한 투자에 힘입어 줄기세포 연구와 치료 분야에서 상당한 진전을 이루었다. 중국의 생명공학 발전과 선진 인프라는 수많은 줄기세포 치료 센터의 설립으로 이어졌다. 중국에서 줄기세포 치료를 받으려는 환자들은 최첨단 치료와 고도로 숙련된 의료진을 기대할 수 있다.

요약

항산화제와 미량 영양소

- 방사선으로 인한 후기 조직과 장기 손상에 대한 연구를 바탕으로, 우리는 항산화제와 미량 영양소의 혼합물이 급성 및 만성 조직 손상을 상당히 완화시킬 수 있음을 보았다. 선택된 항산화제와 미량 영양소는 모두 만성 염증을 감소시키는 것으로 나타났다.

세놀리틱스(세포노화제거제)

- 세놀리틱스는 노화된 세포, 즉 '좀비 세포'를 선택적으로 제거하는 새로운 종류의 약물이다. 좀비 세포는 분열하지 않지만 대사적으로 매우 활발하여 세포 에너지를 소비한다. 노화된 세포는 고도로 염증성이 있는 인자를 분비하며, 이렇게 분비된 인자는 만성 염증의 원인 중 하나이다. 만성 염증은 만성 장애 질환관절염, 심혈관 질환, 신경 퇴행성 질환 등의 원인 중 하나이다.
- 여러 종류의 세놀리틱스가 확인되었다. 주요 연구들에서 나온 결과는 노화된 세포를 제거하면, 그것이 아무리 적은 비율의 노화 세포라 하더라도, 노화 관련 장애에 있어서 삶의 질을 향상시킬 수 있음을 동물 모델을 통해 증명했다. 예를 들어, 만성 골수성 백혈병 치료에 사용되는 티로신 키나아제

억제제인 다사티닙과 항산화 및 CD-38 억제제의 특성을 가진 식물 알칼로이드인 케르세틴을 결합한 두 가지 세놀리틱스의 초기 임상 시험에서 특발성 폐 섬유증 환자의 삶의 질이 향상되었다.

약리학적 접근

- 라파마이신: 시롤리무스라는 제품명으로 알려진 라파마이신은 항생제로, 장기 이식 후 거부 반응을 예방하는 데 사용된다. 라파마이신은 신호 전달 경로와 영양소 감지 신호 경로에서 핵심적인 역할을 하는 mTOR 단백질의 억제제이기 때문에, 대부분의 동물 연구에서 앞서 언급한 칼로리 제한의 효과와 유사하게 노화와 노화 관련 질환을 늦추는 데 유익한 효과를 보여준다. 아직까지 공식적인 임상 연구는 수행되지 않았는데, 이는 인간에게 알려진 부작용 때문이기도 하다.
- 메트포르민과 GLP-1 수용체 작용제: 메트포르민과 GLP-1 유사체는 2형 당뇨병 치료에 사용되는 당뇨병 치료제이며, 둘 다 FDA 승인을 받은 약물이다. 라파마이신과 마찬가지로 두 약물 모두 영양소 감지 mTOR 신호 경로를 억제하는 것으로 나타났다. 따라서 선충과 동물 연구에서 노화와 노화 관련 질환을 늦추는 데 유익한 효과를 보여준다. 2024년에 메트포르민을 사용한 NIA 승인 임상 시험이 계획되어 있

다. 아직 GLP-1 유사체를 사용한 임상 연구는 계획되어 있지 않았지만, 비만과 높은 BMI를 가진 2형 당뇨병 환자를 대상으로 한 초기 임상 연구는 심장병, 만성 신장 질환, 심지어 신경 퇴행성 질환 환자에게 상당하고 일관된 유익한 효과가 있음을 보여주었다.

- 레스베라트롤: 2000년대 초에 레드 와인의 활성 성분이 레스베라트롤로 확인되었다. 레스베라트롤은 시르투인 단백질을 활성화하는 것으로 나타났다. 시르투인은 신진대사와 DNA 복구 시스템을 조절하는 것으로 알려져 있다. 인체를 대상으로 한 임상 연구는 일관성이 없으며, 동물 연구에 필요한 양은 인간에게는 비현실적이다.
- NAD+ 및 그 전구체: NAD니코틴아마이드 아데닌 디뉴클레오티드는 시르투인과 에너지 대사, 예를 들어 미토콘드리아 기능과 포도당 대사를 위한 크렙스 회로에서 핵심적인 역할을 한다. NAD+의 수준은 노화에 따라 감소한다. 노화 연구자들은 주요 에너지 대사 경로의 적절한 기능이 유지되도록 NAD 세럼 수준을 높이는 방법을 모색하고 있다. NAD 세럼수준을 높이는 데 사용할 수 있는 방법이 여러 가지 있다. NAD의 두 가지 전구체인 NMN니코틴아마이드 모노뉴클레오티드과 NR니코틴아마이드 리보사이드은 장에서 쉽게 흡수된다. 인간에게 NMN 또는 NR의 GI 흡수 효율이 얼마나 될지는 아직 알려지지 않았다. 이러한 NAD 전구체 중 하나를 사용한

인간 약동학 연구는 원하는 수준까지 흡수가 가능함을 시사한다. CD-38 또는 PARP와 같은 NAD 분해 효소의 영향에 대한 연구가 진행 중이다. CD-38은 면역 세포 표면에서 발견되는 분화 및 당단백질 덩어리이다. 일부 열성적인 노화 저항자들은 NAD 전구체NMN 또는 NR를 바이오플라보노이드와 같은 CD-38 억제제와 함께 사용한다. 인간에게 알려진 부작용은 보고된 바 없다.

세포 재프로그래밍

- 캘리포니아주 라호야에 있는 솔크 연구소의 연구자들은 소위 '야마나카 인자'라고 불리는 것을 사용하여 노화된 세포를 해결하는 데 있어서 부분적인 재프로그래밍이 가지는 잠재력을 입증했다. 야마나카 인자는 네 가지 전사 인자가 섞여있으며, 분화된 체세포신체 세포를 다능성 상태로 되돌리는 데 충분하다. 나아가 이 연구팀은 생체 내에서 야마나카 전사 인자의 순환 유도를 사용하여 노화의 특징을 개선하고 다양한 조직과 기관의 재생 능력을 향상시켰다.
- 다른 연구자들은 일시적인 세포 재프로그래밍의 mRNA 기반 플랫폼을 만드는 데 성공했다. 최근 CRISPR 기술은 재프로그래밍 기술에 적용될 것이다. 세포 재프로그래밍의 적용은 가까운 미래에 인간의 질병 조직 및 장기에 사용될 것으로 예상된다.

- 젊은 혈액 수혈: 실험실 연구 환경에서 늙은 쥐를 젊은 쥐로 회춘시킨 것은 매우 고무적이다. 인간에게 늙고 허약한 사람에게 젊은 혈액을 수혈하는 것이 유익한 효과를 보여주는 임상 시험은 없다.
- 줄기 세포 치료, 특히 중간엽 줄기 세포 치료의 사용은 매우 활발한 임상 연구 분야이다. 여러 회사에서 다양한 형태의 줄기 세포 치료를 제공한다. 현재까지 줄기세포 치료의 FDA 승인 사용은 암 및 기타 양성 질환에 대한 골수 이식의 경우를 제외하고는 없다.

V 실용적인 가이드

Secrets to Living to 100 and Beyond

V.

실용적인 가이드

15. 칼로리 제한 및 간헐적 단식

칼로리 제한(CR)

어느 날 아침, 신문을 훑어보다가 〈덜 먹는 것이 더 오래 사는데 도움이 될까?〉라는 제목의 기사를 발견했다DG Smith가 쓴 NY Times, 2024년 4월 24일. 이 기사는 국립 노화 연구소National Institute of Aging와 위스콘신 대학교의 보고서를 바탕으로 칼로리 제한CR: Calorie Restriction 식단을 따르는 영장류에 대한 상반되는 결과를 요약했다. 또한 이 기사는 수년 동안 벌레와 설치류에서 긍정적인 실험실 결과가 축적되었지만, 현재까지 설득력 있는 인간 임상 시험은 없다고 보고했다.

다음은 분자, 세포, 소형 동물, 비인간 영장류 및 인간 연구에서 수년 동안 수행된 연구의 요약으로 장단점 차원에서 간략하게 요약한 것이다.

a) 분자 및 세포 연구

2장에서 논의한 바와 같이, mTOR는 세포 조절, 에너지 대사 논의 상으로도 주요 중심/교점으로 부상했지만, 영양소와 에너지 감지 센서로 복잡한 세포 신호 전달 경로에서 매우 핵심적인 역할을 하기도 한다. 이에 mTOR는 칼로리 제한CR에 대한 반응에 있어서도 중요한 역할을 한다. 칼로리 제한은 mTOR 활성을 감소시킴으로써 수명 연장을 가져올 것이라는 가설이 세워졌다. mTOR는 만성 노화된 세포에서 분비되는 고도의 염증유발 인자인 노화 관련 분비표현형SASP의 주요 시작자이다. 벌레에서 설치류 모델에 이르기까지 수많은 연구는 mTOR 신호를 통해 칼로리 제한이 수명 연장의 열쇠라는 가설을 지지한다.

장점 대부분의 연구 논문은 이 가설을 뒷받침한다.
단점 매우 최소한의 상반되는 부정적인 결과가 있다.

b) 소동물 연구, 대부분 근친 교배된 쥐

실험실 데이터에 따르면 CR은 쥐의 노화를 늦추고 수명을 연장할 수 있다. CR은 칼로리 섭취를 20-50% 줄인다.

장점 지난 수십 년 동안의 연구는 노화를 늦추고 수명을 연장하는 긍정적인 추세를 뒷받침한다.

단점 실험 조건에 따라 실험실 결과가 다르다. 예를 들어, 암컷 대 수컷, 일주기 리듬(밤에만 CR 먹이기 대 자유 섭식), 유전적 다양성 및 설치류 사료의 구성 등이 있다.

c) 비인간 영장류 연구

위스콘신 대학교의 2014년 사이언스 데일리ScienceDaily 기사에 따르면, 원숭이의 식단과 노화에 대한 25년 간의 연구 결과, CR 식단은 사망률과 노화 관련 질환을 줄이는 것으로 나타났다. 그러나 2012년 NIA국립 노화 연구소가 후원한 붉은털원숭이 연구에서는 CR이 수명을 연장하거나 노화 관련 사망을 줄이지 않는다는 사실이 밝혀졌다. NIA 연구에서는 CR이 건강과 생존율을 크게 향상시키는 것으로 나타났지만, 연구에서 수명 연장을 직접적으로 입증하지는 못했다. 반면에 위스콘신 대학교 연구에서는 CR 식단이 질병을 상당히 지연시키고 생존율을 향상시키는 것으로 나타났다. 두 가지 상반되는 결과에 대한 자세한 비교 분석 결과, 연구 설계와 실행에 근본적인 차이가 있는 것으로 나타났으며, 두 그룹 간의 대조군이 동일하지 않았다.

장점 두 연구의 데이터를 합치면 노화 관련 사망률이 낮아지는 것으로 보인다.

단점 비인간 영장류 연구에서 CR 그룹과 대조군 간의 평균 수명에 유의미한 차이가 발견되지 않았다.

d) 인간을 대상으로 한 연구

CR이 건강상의 이점을 가져다주고 심지어 노화 속도를 늦출 수 있다는 여러 긍정적인 동물 연구를 바탕으로, 미국에서 NIA의 자금 지원을 받아 최초의 무작위 대조 2상 시험이 2007년에 실시되었다. CALERIE라는 명칭을 가졌던 이 시험은 '에너지 섭취 감소의 장기적 영향에 대한 종합적 평가Comprehensive Assessment of Long-term Effects of Reducing Intake of Energy'의 약자이다. 참가자들은 젊고 중년의 비만하지 않은 건강한 남녀로, 2년 동안 25% 칼로리 제한CR을 받았다. 결과는 참가자들이 달성한 칼로리 제한이 11%에 불과했지만, 심혈관 대사 위험 요인, 인슐린 감수성 및 대사 증후군 점수 측면에서 여전히 이점을 보이는 것으로 나타났다. 바이오마커 분석 결과, 주로 메틸화된 DNA를 기반으로 한 결과는 혼재된 결과를 보였다.

장점 최초의 무작위 임상 시험에서 인간의 칼로리 제한(CR)이 노화 속도 및 노화 관련 질환의 속도를 늦출 수 있다는 긍정적인 경향이 보인다.

단점 CALERIE 연구에서 11%의 칼로리 제한만으로도 건강상의 이점을 보였지만, 일반 대중에게 실용적으로 적용하는 데에는 어려움이 있다.

간헐적 단식(IF)

실제 상황에서 앞서 언급한 CALERIE 실험에서 보인 것처럼 칼로리 섭취를 25% 이상 영구적으로 줄인다는 것은 어려운 일이다. 이에 비해 간헐적 단식IF: Intermittent Fasting은 덜 부담스러운 생활 방식의 변화이다. 노화 연구자들은 CR을 달성하기 위한 더 현실적이고 견딜 만한 방법을 모색했는데, 여기에 간헐적 단식, 시간 제한 단식, 그리고 발터 롱고Valter Longo 박사가 명명한 '단식 모방 식단'이 들어간다.

간헐적 단식IF이란 일정 기간 동안 자발적인 단식과 비단식 사이를 주기적으로 반복하는 여러 식사 시간 일정 중 하나를 의미한다. IF에는 여러 가지 변형이 있다. 격일 단식, 주기적 단식예: 5:2 식단 및 일일 시간 제한 식사가 있다. 시간 제한 단식 계획은 접근하기 쉬운 모델 중 하나이다. 예를 들어, 오전 10시에서 오후 6시 사이에 모든 식사와 간식을 섭취하고 나머지 16시간 동안 단식을 할 수 있다. 또는 어떤 사람들은 6시간 동안 식사를 할 것을 선택하고, 다른 사람들은 10~12시간 동안 식사를 하는 것으로 결정하기도 한다.

부산에 사는 나의 여동생은 하루에 두 끼, 오전 6시에서 오후 2시 사이에 아침과 점심을 먹고 나머지 16시간 동안 단식을 선택했다. 그녀는 지난 6년 동안 간헐적 단식을 실천해 왔으며 수면 개선, 에너지 증가, 약간의 체중 감소와 같은 상당한 건강상의 이점을 주장한다.

더 강도 높은 IF 계획에는 소위 5:2 접근 방식이 있다. 일주일에 5일은 정상적으로 먹고, 나머지 2일은 칼로리 섭취를 최소 75% 줄이는 것이다.

2019년 NIA의 데 칼보de Calvo 검토에 따르면 간헐적 단식은 비만, 인슐린 저항성, 고혈압 및 만성 염증에 도움이 될 수 있다. 간헐적 단식의 부작용은 체계적으로 검토되지 않았다. 미국 심장 협회AHA는 이 접근 방식을 공식적으로 지지하지 않으며, 미국 당뇨병 협회는 안전성과 효능에 대한 '제한적인 증거'를 발견했지만 특정 유형의 간헐적 단식을 권장하지 않는다. 마찬가지로 NIA는 건강 효과에 대한 '제한적인 증거'를 인정하지만 비만이 아닌 개인에게 간헐적 단식을 권장하지 않는다.

장점 간헐적 단식은 비교적 쉽게 실천할 수 있다. 동물연구와 제한적인 임상 관찰 연구는 심장 건강과 전반적인 건강을 포함한 다양한 잠재적 이점을 보여준다. 여기에는 체중 감소, 콜레스테롤 감소, 혈압 감소, 혈당 개선 및 염증 감소가 포함된다.

단점 최근 짧은 기사(초록)에서 8시간 제한 식사 계획을 고수하는 사람들이 하루 12~16시간 동안 식사를 하는 사람들에 비해 심혈관 질환으로 사망할 가능성이 더 높다는 예비 결과를 보고했다. 저자들은 이 발견이 매우 예비적이며 동료 평가를 거치지 않았다는 점을 강조했다. 간헐적 단식은 특정 그룹이나 특정 건강 문제를 가진 사람들에게 좋지 않을 수 있다. 임신 중이거나 모유 수유 중인 여성, 저혈압 환자, 혈액 희석제, 이뇨제, 혈압 약 또는 혈당에 영향을 미치는 약물을 복용하는 사람들이 여기에 포함된다.

16. 식단

식단은 호르몬 생산과 성장 인자에 영향을 미치는 영양소를 제공한다. 우리는 7장에서 '노화의 원인은 무엇인가?'라는 주제를 다루며 mTOR 세포 신호 전달 경로와 식이 칼로리 제한의 중심적인 역할에 대해 간략히 논의했다. mTOR의 활동은 영양소, 호르몬과 성장 인자에 의해 조절된다. 포유류에서 mTOR 활동은 식사 후 증가하고 단식 중에 감소한다. 따라서 점점 더 많은 실험적 증거가 mTOR 신호 전달이 장수와 노화에 영향을 미치며 식단의 영향이 중요한 요소임을 시사한다.

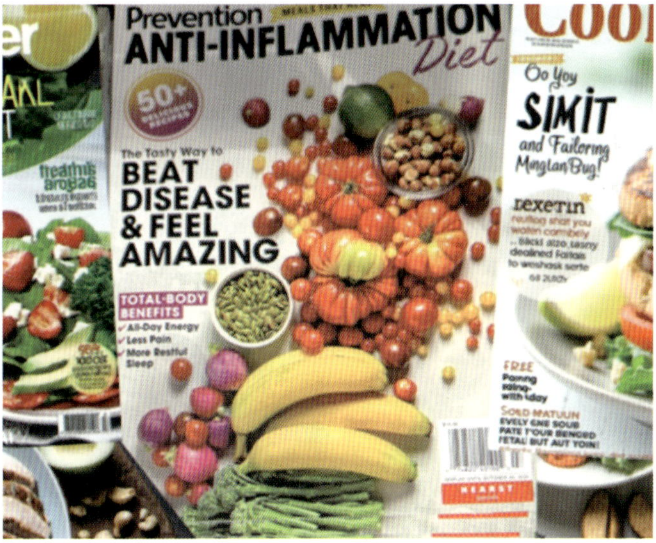

그림 9. 건강한 삶을 약속하는 식단은 잡지와 뉴스에서 인기있는 주제이다. 이 중 일부는 고려할 만한 가치가 있는 합당한 정보를 제공한다.

a) 지중해식 식단

'건강한 식단'이라고 하면 대부분의 사람들은 바로 '지중해식 식단'을 떠올린다. 매년(1990년대부터) 지중해식 식단은 US 뉴스 앤 월드 리포트US News and World Report의 최고 식단 연례 순위에서 최상위를 차지한다. 지중해식 식단은 미국 심장 협회AHA, 미국 당뇨병 협회ADA와 2015년에서 2020년까지 미국인을 위한 식생활 지침Dietary Guidelines for Americans을 포함한 많은 건강 기관들에 의해 가장 건강한 식단 중 하나로 꼽힌다.

지중해식 식단이란 무엇인가?

지중해식 식단의 인기는 1950년대로 거슬러 올라간다. 역학 전문가인 리랜드 G. 올바Leland G. Allbaugh는 1948년 크레타 섬그리스에서 생활 방식과 식습관을 조사하고 연구했다. 그는 지중해식 식단을 따르는 사람들 사이에서 심장병 발병률이 낮고 기대 수명이 상대적으로 길다는 것을 발견했다. 몇 년 후, 올바의 팀은 이 연구를 추가 분석하여 크레타 식단이 올리브, 곡물, 콩류, 과일, 채소 및 야생 식물에 기반하고 있다는 결론을 내렸다. 또한 이 식단에는 염소 고기, 우유, 육류 유래 제품 및 생선이 포함되었다.

오늘날 '지중해식 식단'이라는 용어는 지중해 연안 국가들의 전통적인 식습관을 기반으로 한 일반적인 용어이다. 표준화된 지중해식 식단은 없지만, 몇 가지 공통적인 요소가 있다.

- 과일, 채소, 빵 및 기타 곡물을 많이 섭취하며, 가공되지 않은 곡물, 감자, 콩, 견과류 및 씨앗에 중점을 둔다.
- 올리브 오일을 주요 지방 공급원으로 사용한다.
- 생선, 유제품(주로 치즈와 요거트)을 적당히 섭취하고 붉은 고기는 적게 섭취한다.
- 와인은 보통 식사와 함께 적당량 섭취할 수 있다. 단 음식 대신 과일이 일반적인 디저트로 사용된다.

이와 같은 구성의 식단에서 지방 함량은 총 칼로리 섭취량의 25%에서 35%를 차지하며, 포화 지방의 양은 칼로리 함량의 최대 8%를 넘지 않는다.

많은 리뷰와 관찰 임상 연구는 이 식단과 관련된 수많은 건강 효과를 뒷받침한다. 지중해식 식단을 따르면 심혈관 질환, 전체 암 발생률, 2형 당뇨병, 신경 퇴행성 질환과 같은 노화 관련 질환의 위험을 줄일 수 있다.

다른 인기 있는 식단인 팔레오paleo, 케토제닉Ketogenic, 애킨스Atkins, 홀30Whole30과 같은 식단은 극적인 단기 결과를 보여주지만 장기적으로 건강한 식단이 아니다.

b) 단식 모방 식단(성인을 위한 장수 식단)

발터 롱고 박사는 로스앤젤레스에 있는 남캘리포니아 대학교 장수연구소Longevity Institute, University of Southern California 소장이다. 그는 2016년에 '장수식단'이라는 책을 이탈리아어로 출판했으며, 2018년에는 영어로 출판했다. 그는 단명 종short-lived species에서 영양소, 단식, 유전자 및 장수 간의 연관성을 탐구했으며, 이러한 연관성을 영장류와 인간, 특히 백세인을 대상으로 한 임상 및 역학 연구와 연결했다. 한 무작위 통제 교차 연구에서 비만, 당뇨 전 단계 및 고혈압 환자들에게 5일 간의 단식 모방 식단FMD 주기를 3개월 마다 실시한 결과, 체질량 지수, 공복 혈당 및 혈압이 감소했다. 일반적인 FMD는 5일 동안 저칼로리 식단으로, 소량의 음식을 섭취하더라도 신체가 단식 모드로 들어가도록 유도한다. FMD는 단백질과 단순 탄수화물을 제한하면서 고지방 수준을 유지함으로써 케톤 생성을 유도하며, 간헐적 케토제닉 식단으로 간주될 수 있다. 케톤 생성은 신체, 주로 간이 지방산과 케토제닉 아미노산을 분해하여 케톤체를 생성하는 생화학적 과정이다. 케톤체는 신체에 대한 대체 에너지원으로 제공된다.

롱고 박사에 따르면 최적의 식단이 가지는 핵심적인 특징은, 정제되지 않은 공급원에서 유래한 중간에서 높은 탄수화물 섭취, 주로 식물성 공급원에서 얻은 적지만 충분한 단백질, 그리고 에너지 요구량의 약 30%를 제공할 정도의 충분한 식물성 지방이다. 주로 채식을 하되, 생선을 조금 섭취하고, 생선을 포함한 식사는 일주일에 최대 2~3회로 제한한다. 예를 들어, 1일차: 1100 칼로리, 2일차~5일차: 725 칼로리를 섭취한다. 수은 함량이 높은 생선은 피해야 한다.

- 65세 이상이라면 단백질 섭취량을 약간 늘리되 생선, 계란, 흰살 고기 섭취량을 늘려야 한다. 노인은 근력이 감소(근감소증)하기 때문에 더 많은 단백질 섭취가 필요하다.
- 3일마다 종합 비타민을 복용한다.
- 체중, 나이, 복부 둘레에 따라 하루에 두 끼 또는 세 끼를 먹을지 결정한다. 65세 이상이고 정상 체중이라면 하루에 세 끼를 먹고, 설탕이 적게 들어간 간식(100칼로리 미만)을 한 번 먹는다.
- 모든 식사를 12시간 이내에 마친다. 예를 들어, 오전 8시 이후에 시작하여 오후 8시 이전에 끝낸다.
- 주기적인 장기 단식 모방 식단: 70세 미만이고 허약하거나 영양실조가 아니며 특정 질병이 없는 사람은 5일 주기로 고칼로리 단식 식단을 시행해야 한다. 여기서 FMD가 권장되지 않는 사람의 예는 임산부, 70세 이상, 간 질환 또는 신장 질환이 있는 사람, 극도로 허약한 사람이다.

c) 일본식 식단

선진국 중에서 일본은 평균 기대수명이 가장 길고, 100세 이상 인구 비율이 가장 높다II장 참조, 이는 부분적으로 허혈성 심장 질환과 암예: 유방암 및 전립선암으로 인한 사망률이 현저히 낮기 때문이다. 많은 사람들은 이것이 일본의 생활 방식 및 식단 덕분이라고 생각한다.

'일본식 식단'은 식물성 식품과 생선을 특징으로 하며, 고기,

우유 및 유제품과 같은 서구화된 식단을 적당히 섭취한다. 기본 구조는 국과 3가지 반찬으로 구성되며, 반찬은 주된 요리와 2가지 부요리로 구성된다. 쌀을 중심으로 일본식, 서구식, 중국식 반찬을 다양하게 조합하여 균형 잡힌 식사를 할 수 있다. 밥, 생선, 채소로 구성된 식단은 국제적으로 인정받는 건강한 식단 중 하나로, 장수와 건강한 노후의 주요 요인으로 꼽힌다.

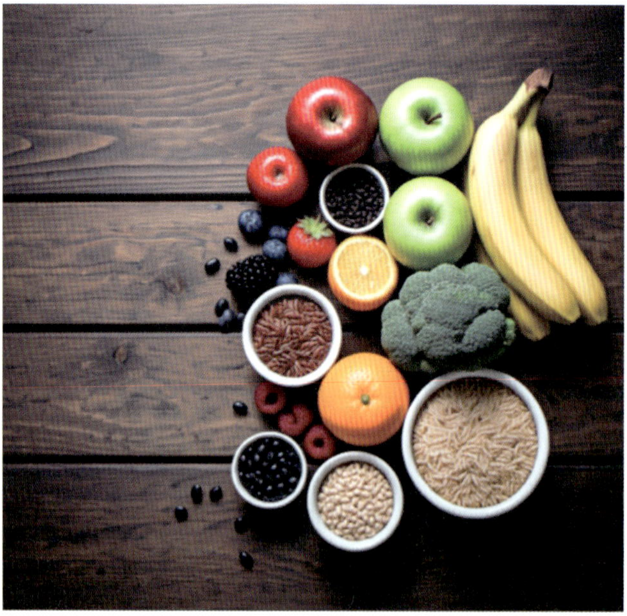

그림 10. 신선한 과일과 채소, 견과류 및 씨앗이 풍부한 식단은 전반적인 건강을 지원하고 만성 질환을 예방하는 데 필요한 필수 비타민, 미네랄 및 항산화제를 제공한다. 과일과 채소의 색은 무지개색이다. 이러한 식품들은 섬유질이 풍부하여 소화를 돕고, 포만감을 촉진하며 혈당 수치를 조절하는 데 도움이 된다. 또한, 견과류와 씨앗에 포함된 건강한 지방은 심장 건강과 뇌 기능에 기여하여 신체적 및 정신적 웰빙에 유익하다. 이미지는 Google Gemini AI 무료 소프트웨어를 사용하여 생성되었다. (https://gemini.google.com)

- 주된 요리: 생선, 해산물, 두부 또는 낫토(소량의 고기, 조류 또는 계란을 첨가할 수 있음). 낫토는 발효된 콩으로 만든 일본 음식으로 보통 쌀과 함께 아침 식사로 제공된다.
- 반찬: 채소(생채, 찜, 삶은 채소, 볶음, 구이 또는 절임), 야생 식물, 해조류, 생과일이나 절인 과일.
- 뜨거운 녹차 또는 차가운 보리차를 선호하며, 맥주와 사케와 같은 주류는 주로 저녁 식사에만 제공된다. 간식은 드물고, 가끔 먹는다.

17. 노폐물 관리로서의 수면

잘 자는 것은 신체적, 정신적 웰빙well-being을 경험하는 데 매우 중요하다. 노인들도 다른 성인들과 마찬가지로 하루에 7~9시간의 수면이 필요하다. 나이가 들수록 잠드는 데 시간이 오래 걸리고, 수면의 질과 연속성이 떨어진다. 연구에 따르면 수면 장애와 조기 노화와 질병 발병심장 문제 및 암 포함 사이에 일관된 상관관계가 있다. 나이가 들면서 신체 조직은 지속적으로 손상된다. 수면은 면역 체계와 만성 염증을 조절하며, 손상된 세포를 제거하는 데 중요하다. 나이가 들면서 일반적으로 발생하는 요인은 다음과 같다.

- 허리, 목 또는 관절 통증
- 걱정, 불안, 우울증
- 신경 퇴행성 질환
- 수면 무호흡증
- 하지불안증후군
- 야뇨증: 밤에 자주 소변을 보는 것
- 햇빛 노출 감소

극동 아시아 국가들일본, 한국의 기대 수명은 선진국 중 가장 길다. 그러나 2021년 OECD 연구에 따르면 일본과 한국은 세계에서 가장 수면이 부족한 국가 중 하나이다. 일본은 평균 7시간 22

분, 한국은 평균 7시간 41분을 취하며, 이는 국제 평균8시간 28분보다 1시간 이상, 수면 선두 국가들보다는 2시간 뒤처진다. 앞서 언급했듯이, 총 수면시간은 변하지 않더라도 슬로우 웨이브 수면slow-wave sleep이나 깊은 수면deep sleep의 양은 나이가 들면서 점차 감소한다. 이는 아래에서 논의할, 뇌폐물을 청소하는 글림프 시스템 논의와 특히 관련이 있는데, 네더가드 박사Nedergaard의 연구에 따르면 뇌에서 노폐물을 제거하는 데 도움이 되는 것은 슬로우 웨이브 수면 뿐이기 때문이다.

더 나은 수면을 위한 상식적인 팁

- 일정한 시간에 잠자리에 들고 일어나기(매일 7~8시간 수면)
- 수면 환경을 조성(침실을 시원하게 유지(섭씨 18~20도), 어둡고 조용하게 유지)
- 자극제 피하기(취침 1~2시간 전에 카페인, 알코올, 탄산음료 및 니코틴을 피하기)
- 식단과 운동(건강한 식단을 실천하기. 저녁 식사를 많이 하지 말고, 하루 30~60분 동안 운동)
- 노인층의 충분한 수분 섭취(노인들의 응급실 방문율은 60~70%를 초과한다. 노인들은 야뇨증을 피하기 위해 낮 동안 물을 적게 마시는 경향이 있다)
- TV나 컴퓨터, 핸드폰 등을 보는 스크린 타임 제한(취침 전에 스크린 타임을 피하기)
- 짧은 낮잠(짧게 유지하고, 늦은 오후 낮잠은 피하기)
- 걱정을 다스리기

일시적인 불면증

약물로 일반의약품OTC과 처방약의 두 가지 종류가 모두 가능하다. 예를 들어, 유기 마그네슘 또는 멜라토닌미국에서는 둘 다 일반의약품으로 구입 가능하다. 편집자주: 한국에서는 멜라토닌을 일반의약품으로 판매 및 구입하는 것이 금지되어 있다과 수용체 작용제처방전이 있어야 구입 가능가 있다. 마그네슘은 신체의 신경과 근육 기능을 관리하는데 도움이 된다. 글리시네이트 마그네슘magnesium glycinate 또는 시트르산 마그네슘magnesium citrate과 같은 유기 마그네슘은 수면 개선과 전반적인 불안 완화에 기여할 수 있는 것으로 알려진 훌륭한 보충제이다. 유기 마그네슘이 수면 보조제로 사용되는 것에 대한 동료 검토 문헌을 찾기는 어렵지만, 일화적인 증거에 따르면 하루 100mg에서 400mg까지 복용량을 조절해야 한다. 멜라토닌은 수면 호르몬으로도 알려져 있으며, 수면을 촉진하고 단기 사용 시 안전하다. 멜라토닌 보충제는 0.5mg에서 3mg 사이의 용량으로 시작하고, 취침 1~2시간 전에 복용하는 것이 좋다. 멜라토닌 복용 후 4~5시간 동안 운전이나 기계조작을 피해야 한다. 멜라토닌 수용체 작용제는 라멜테온ramelteon과 타시멜테온tasimelteon의 두 가지가 있으며, 둘 다 처방전이 필요한 약물이다. 이러한 약물들은 중독성이 없다.

일시적인 불면증에 대한 다른 일반의약품: 디펜히드라민Diphenydramine은 진정 효과가 있는 1세대 항히스타민제로, 수면 보조제로서 제품명 베나드릴Benadryl로 단독 판매되거나 타이레놀

PMTylenol PM 및 애드빌 PMAdvil PM과 같은 성분과 함께 판매된다. 베나드릴은 만성 불면증에 권장되지 않는다. 독실라민Doxylamine제품명 유니솜Unisom은 또 다른 일반의약품 수면 보조제 브랜드이다. 만성 불면증의 경우 처방약과 불면증에 대한 인지 행동 치료가 필요하다. 자세한 내용은 의료 서비스 제공자에게 문의해야 한다.

왜 모든 생명체는 잠을 잘까? 이는 모든 생명체가 왜 죽는가를 묻는 것과 같다. 명확한 답은 없다. 그러나 최근의 신경 생물학 연구는 수면의 신경학적 이점 중 일부를 설명하는 생물학적 작동 체계에 대한 설명을 제공한다. 마이켄 네더가드 박사는 덴마크 신경 과학자로, 현재 뉴욕 로체스터 대학교에 있으며, 글림프 시스템glymphatic system을 발견한 것으로 가장 잘 알려져 있다. 이는 뇌의 채널 네트워크로, 뇌척수액CSF을 사용하여 독소를 제거하는 역할을 한다. 그녀는 뇌의 지지 세포인 신경교 세포에 의존하기 때문에 이를 '글림프 시스템'이라고 불렀다. 간단히 말해서 노폐물 관리 시스템이다. 그녀의 연구팀은 일련의 연구를 통해 수면이 우리의 생리적 유지에 중요한 역할을 할 수 있음을 입증했다. 우리 몸이 잠들면 뇌는 '노폐물 관리'라는 역할을 매우 활발하게 수행한다. 이는 일상적인 생각과 활동의 결과로 축적된 모든 쓰레기를 제거하는 것이다. 이전의 모델은 재활용에 기반을 두었다. 즉, 뇌는 자신의 노폐물을 분해하고 재활용하여 제거한다고 생각했다. 하지만 그녀와 그녀의 팀은 쥐의 뇌와 소형 형광 추적자를 사용한 이중 광자 영상 기술을 사용하여 쥐의 뇌가 수면 단계에서 깨어 있는 단계보다 두 배 빠르게 추적자를 제거한다는 것을 발견했다. 연구팀은 성인 인간을 대상으로 동등한 연구를 시작할 계획이다. 유사한 작동방식이 펩타이드나 다른 엉킨 단백질과 같은 큰 분자에도 적용되어 물 분자와 같은 작은 분자처럼 배설될 수 있는지 아직 입증되지 않았다. 이러한 메커니즘은 장기간 수면 부족이 뇌에 돌이킬 수 없는 손상을 입히고 조기 노화를 유발할 수 있는 이유가 될 수 있다는 것을 처음으로 설명하고 있다. 네더가드 박사가 글림프틱 흐름을 모니터링하는 데 사용한 추적자는 일반적으로 1~40kDa 범위 내의 펩타이드/단백질이었다. 이 범위는 아밀로이드 베타 단량체~4kDa에서 고도로 응집된 아밀로이드 베타 ~40kDa까지 포함한다.

장점 점점 증가하고 있는 연구 결과들은 수면이 단순히 꿈을 꾸는 것만이 아니라 뇌에서 신진대사 폐기물을 제거하는 데도 도움이 된다는 것을 보여준다. 동물 데이터를 확인하기 위해 MRI를 사용한 임상 연구가 계획되고 있다. 글림프 시스템은 알츠하이머병과 기타 치매 환자에서 발견되는 엉킨 타우 단백질과 같은 큰 분자 생성물을 제거할 수 있다.

단점 REM 수면을 선택적으로 박탈하는 것은 사람을 매우 쇠약하게 만들 수 있으며 이는 심지어 치명적일 수 있다. 네더가드 박사의 설명에 따르면 이는 노폐물 제거와 관련이 없으므로 아직 확인되지 않은 REM 수면의 매우 중요한 기능적 이점이 있을 것이다.

다음은 수면과 웰빙에 관한 유명한 인용문들로, 당신이 규칙적으로 충분한 수면을 취하도록 동기 부여가 되면 좋겠다.

"잘 보낸 하루는 행복한 잠을 가져온다."
_레오나르도 다빈치.

"좋은 웃음과 긴 수면은 의사의 책에 있는 최고의 치료법이다."
_아일랜드 유머.

"슬픔은 숙면으로 완화될 수 있다."
_토마스 아퀴나스.

18. 운동

'운동'과 '움직임'이라는 단어들은 아인슈타인의 유명한 인용구를 떠올리게 한다. "삶은 자전거를 타는 것과 같다. 균형을 유지하려면 계속 움직여야 한다." 그림 11은 AI가 생성한 그림으로, 도무지 나이를 먹지 않는 아인슈타인 박사를 유쾌하게 묘사하고 있다.

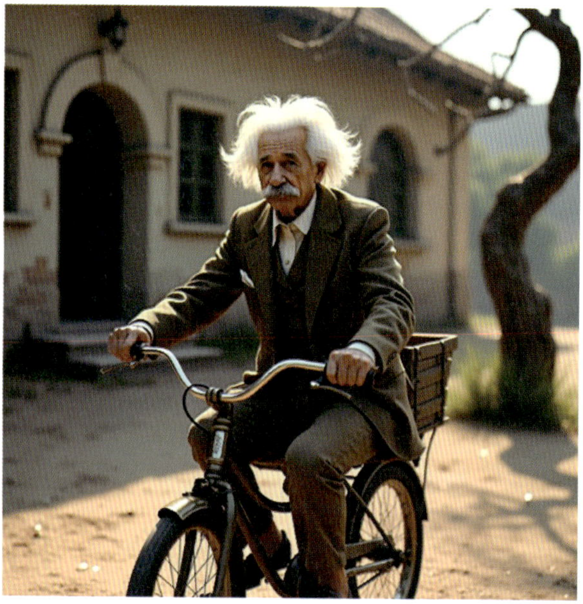

그림 11. 인공지능(AI)이 생성한 일러스트레이션으로, 나이 들지 않는 아인슈타인 박사의 모습을 보여준다. 아인슈타인은 "인생은 자전거 타기와 같다. 균형을 유지하려면 계속 움직여야 한다"라고 말한 바 있다. 이 이미지는 https://creator.nightcafe.studio에서 제공하는 무료 소프트웨어를 사용하여 텍스트로부터 만들어졌다.

왜 우리는 매일 규칙적인 운동이 필요할까?

특히 65세 이상의 사람들의 경우, 이들이 매일 운동을 하는 이유는 운동의 생물학적 근거에 기반을 두고 있으며, 이는 "블루존"에 사는 사람들의 관찰적 임상 경험과 생활 방식에 의해 뒷받침된다. 동물 모델을 사용한 실험에서 규칙적인 운동은 다중 시스템 노화 방지 효과가 있다는 것이 일관되게 입증되었다. 노화와 관련된 생리적 변화 중에서 심혈관 및 호흡기 시스템과 골격근에 영향을 미치는 변화가 신체적 건강에 가장 큰 영향을 미친다. 운동은 다중 시스템으로 노화와 관련하여 겪는 쇠퇴현상을 완화할 수 있다.

운동의 생물학은 골격근 비대, 혈관 신생과 미토콘드리아 생합성, 해마 신경 생성과 뇌 혈관 신생, 간세포 증식 촉진을 통한 간 기능 개선 등 운동으로 유도된 조직 재생의 수많은 이점을 보여준다.

운동이 조직 재생에 미치는 영향에 관여하는 일반적인 세포와 분자 메커니즘은 무엇일까? 가장 가능성 있는 답은 mTOR와 AMPK의 역할과 관련이 있을 것이다. 근력강화운동, 즉 무산소 운동 중에 AMP 활성화 단백질 키나아제AMPK에 의해 mTOR의 활동이 급격히 억제될 수 있으며, 이는 단백질 합성을 억제하고 에너지 대사를 위한 ATP 가용성을 향상시킬 수 있다는 것이 입증되었다. AMPK는 일반적으로 세포가 미토콘드리아 호흡 대사를 통해 ATP 생산이 감소한 것을 감지할 때 활성화된다. 회복 중에 AMPK에 의한 mTOR의 억제는 억눌러지고, mTOR의 활성화는 극대화된다.

블루존에 사는 사람들은 일상적인 활동의 가치를 증명한다제

1장, 2부 참조. 질병통제예방센터의 신체활동 기본사항 및 노년층에 대한 권장 사항에 따르면 65세 이상의 노인은 (i) 일주일에 5일 유산소 운동, (ii) 근력을 강화하는 활동을 2일, (iii) 균형을 개선하는 활동이 필요하다.

주간 일정의 예시

- 중간 강도의 활동(예: 빠르게 걷기) 150분(예: 하루 30분, 일주일에 5일)
- 주 2일 이상 모든 주요 근육 그룹(다리, 엉덩이, 등, 복부, 가슴, 어깨 및 팔)을 사용하는 근력 강화 활동
- 발꿈치에서 발가락까지 움직이며 걷기, 또는 앉은 자세에서 일어서기와 같은 균형 활동
- 신체 활동은 뇌 건강을 증진시키고 인지 기능 저하를 예방하는 데 도움이 된다. 운동은 면역 체계를 강화시키는데, 특히 흉선이라는 기관은 20세부터 수축하기 시작하여 흉선에서 생성되는 T세포의 수가 줄어든다. 면역력이 약해진 노인은 호흡기 감염 및 기타 질병에 더 취약해진다.

근력 강화 활동에 대한 또 다른 지침

- 무거운 쇼핑백 들기(허리에 통증이 있는 경우, 소위 BLT라고 불리는 3가지인 구부리기(Bending), 무거운 물건을 들기(heavy Lifting), 그리고 비트는(Twisting) 행동)를 피해야 한다.
- 요가

- 필라테스
- 태극권
- 아령 들기(점차 무게를 늘려야 한다). 비교적 가벼운 무게를 30회 반복하여 드는 것도 근육과 힘을 키우는 데 효과적이다.
- 근력강화운동: 스쿼트, 플랭크 등
- 걷기: 주 5회, 30~40분 동안 걷는다. 건강을 위해 하루에 만 보를 걸어야 할까? 이 신화는 1960년대 일본의 시계 제조업체가 만보계를 대중화하면서 시작되었다. 최근 연구에 따르면 걷기의 건강상의 혜택은 약 6,000~8,000보(3~4마일)에서 정점에 이르지만, 하루에 4,000보(2마일)만 걸어도 건강상의 혜택이 있다.
- 정원 가꾸기(예를 들어 땅을 파거나 삽질하기)

운동 전문가들은 노인의 규칙적인 운동이 노화의 영향을 퇴치하는 데 가장 '장수의 묘약'에 가까운 것이라고 주장한다. 운동이 현대판 '불로장생약'이다.

19. 정신 건강과 정서적 회복력

'정신 건강'이라는 용어는 공중 보건, 임상 신경정신의학 및 기타 여러 학문 분야에서 유래한다. '정신 건강'의 어원은 라틴어로 '마음mind'을 의미한다. 세계 보건 기구WHO는 건강과 정신 건강을 정의하기를, 단순히 질병이나 허약함이 없는 상태가 아니라, 신체적, 정신적, 사회적 안녕웰빙 well-being의 완전한 상태라고 규명했다. 정신 건강은 자기효능감, 자율성, 능력, 세대 간 의존력, 그리고 지적, 정서적 잠재력에 대한 자아실현감 등의 주관적 웰빙을 포함한다. 이러한 요소 중 어느 하나라도 손상되는 것은 정신 장애나 정신 질환을 가져올 수 있는 위험 요인이 된다. 불안과 우울증이 가장 흔하다. 누구나 주기적으로 두려움과 불안을 경험한다. 두려움은 즉각적으로 인식할 수 있는 외부 위협에 대한 정서적, 신체적, 행동적 반응이다. 불안은 긴장과 불편함을 동반하는 편치 않고 걱정스러운 정서 상태인데 그것을 일으키는 원인은 명확하지 않다. 어느 정도까지의 불안은 적응할 만하며, 오히려 준비하고 연습하여 기능을 향상시키는 데 도움을 줄 수 있다. 이것은 마치 가끔씩 건망증을 경험한다고 해서 진행성 치매는 아닌 것과 비슷하다. 하지만 일정 수준을 넘어서면 불안은 기능 장애와 과도한 고통을 초래한다.

노인들은 가족과 지역 사회의 일원으로서 사회에 기여하며, 많은 이들이 자원봉사자나 근로자로 활동한다. 나이가 들수록 지혜는 커지고, 많은사람들이 인생 경험을 통해 더 많은 자신감을 얻으며, 가족과 함께 시간을 보내고 열정을 추구할 시간이 더 많아진다. 이러한 모든 요소가 건강에 기여한다.

대부분이 건강하지만, 많은 이들이 우울증 및 불안 장애와 같은 정신건강 문제를 겪을 위험이 있다. 또한 많은 사람들이 이동이 불편해지거나, 만성 통증, 허약, 치매 또는 여타 건강 문제를 경험할 수 있으며, 이로 인해 장기적인 돌봄이 필요할 수 있다. 나이가 들수록 여러 건강 상태를 동시에 경험할 가능성이 높아진다. 외로움과 사회적 고립은 정신 건강의 주된 위험 요인이다.

나이가 들어가며 정신건강에 영향을 미치는 여러 요인이 있다. 사랑하는 사람을 잃는 일, 심각한 질병, 혹은 이사와 같은 주거지 이동 같은 것이 있다. 신체적인 쇠퇴는 정신적 예민함이나 감각의 변화를 포함한다. 스트레스는 기억력, 의사 결정과 기분에 영향을 미칠 수 있다. 여기서도 사회적 고립이 중요한 요인이다.

노인의 정신건강 문제와 관련된 몇 가지 징후는 다음과 같다:

- 기분, 에너지 수준 또는 식욕의 변화
- 수면 장애 또는 과도한 수면
- 집중력 저하
- 걱정이 늘거나 스트레스를 느낌
- 분노, 짜증 또는 공격성
- 죽음이나 자살에 대한 생각

'resilience'라는 단어는 라틴어 동사 'resilire'에서 유래하며, 이는 되돌아가거나 다시 튕겨 돌아간다는 것을 의미한다. 오늘날 이 단어는 역경, 질병 또는 우울증에서 탄력있고 끈질기게 회복하는 능력을 설명하는 데 일반적으로 사용된다. 이는 종종 성품 상의 특성이자 현대적 미덕으로 간주된다. 정서적 회복력은 어려운 시기를 견디게 하는 내면의 힘이다.

정신 건강이 좋은 사람들은 회복력이 더 큰 경향이 있고, 이는 역경에 적응하고 회복하는데 도움이 될 수 있다.

정서적 회복력을 기르는 몇 가지 방법

- 타인과의 교류: 친구와 사랑하는 사람들과 강한 유대관계를 구축하거나 신앙 또는 영적 그룹에 참여하기
- 의미 찾기: 매일 목적의식이나 성취감을 주는 일을 하기
- 목표 설정: 미래를 향해 나아갈 수 있도록 달성 가능한 명확한 목표를 설정
- 과거로부터 배우기: 과거에 어떻게 어려움을 극복했는지 생각해보기
- 스트레스 관리: 활동을 다양하게 하고, 지루한 작업과 더 흥미로운 작업을 균형 있게 유지, 스트레스가 많은 작업과 쉬운 작업을 섞어서 하기
- 휴식 취하기: 쉬는 시간을 만들고 천천히 진행하기
- 도움 요청: 친구나 가족에게 일상적인 일들 중 일부를 도와달라고 요청하기

요약

칼로리 제한과 간헐적 단식

칼로리 제한(CR)

분자, 세포 및 동물 연구는 식단에서 칼로리 제한이 수명을 연장하고 노화와 관련된 질환을 감소시킨다는 가설을 뒷받침한다. 비인간 영장류 연구도 CR이 노화 관련 사망률을 낮출 것이라는 동물 연구의 주요 결과를 뒷받침한다. 최초의 무작위 인간 대상 시험은 CR이 인간의 노화 속도 및 노화 관련 질환을 늦출 것이라는 긍정적인 경향을 보여준다. 그러나 주의해야 할 사실은 CR의 11%만이 건강상의 혜택을 보고했다는 것과 이것이 대중에게 실질적인 적용에 대한 질문을 제시한다는 것이다.

간헐적 단식

IF는 주어진 기간 동안 자발적인 단식과 비단식을 주기적으로 반복하는 다양한 식사 시간 일정 중 하나이다. IF의 주제에 대한 많은 변형이 있다. CR에 비해 IF의 구현은 더 실용적인 것으로 보인다. 현재까지 알려진 부작용은 보고되지 않았다. 국립 노화 연구소는 건강 효과에 대한 '제한적인 증거'를 지지하지만 비만이 아닌 개인에게 IF를 권장하지 않는다.

식단

지중해식 식단

서구 국가에서 '건강한 식단'으로 가장 널리 알려진 식단이다. 과일과 채소, 올리브 오일을 많이 섭취하고, 생선, 유제품을 적당히 섭취하며, 붉은 고기를 적게 섭취한다. 미국 심장 협회와 미국 당뇨병 협회는 지중해식 식단을 지지한다.

단식 모방 식단(장수 식단)

정제되지 않은 공급원에서 중간 정도에서 높은 탄수화물 섭취. 식물에 기반한 음식에서 적지만 충분한 단백질을 섭취. 3일마다 종합비타민으로 보충.

일본식 식단

주 요리는 생선, 해산물, 두부로 구성되며, 선택적으로 소량의 고기, 가금류 또는 계란을 섭취한다. 음료는 뜨거운 녹차 또는 차가운 보리차를 선호한다.

노폐물 관리로서의 수면

잘 자는 것은 신체적, 정신적 건강에 매우 중요하다.

노인은 다른 성인과 같은 양의 수면, 다시 말해 밤에 7~9시간의 수면이 필요하다.

좋은 수면을 위한 상식적인 팁을 참고하기

최근 신경 생물학자들은 낮 동안 뇌에서 소비된 에너지 대사 산물이 뇌에서 어떻게 제거되는지에 대한 생물학적 메커니즘을 밝혀냈다. 이 과정은 '글림파틱스glymphatics'로 알려져 있다. 뇌의 지지 세포인 신경교 세포와 뇌척수액의 도움으로, 소위 독소 또는 폐기물이 수면 중에 뇌 실질에서 제거된다. 앞으로의 많은 연구들이 알츠하이머 뇌에서 발견되는 꼬인 타우 단백질과 같은 더 큰 분자가 동일한 메커니즘을 통해 제거되는지 여부를 밝히게 될 것이다.

운동

노화를 퇴치하기 위한 신체 운동의 이점은 운동 생물학, 임상 경험 및 블루 존 사람들의 생활 방식을 통해서 잘 입증되었다.

신체 활동에 대한 몇 가지 실용적인 지침이 나열되었다.

일부 운동 전문가들은 노화를 위한 신체 활동이 현대판 '불로장생약'이라고 주장한다.

정신 건강과 정서적 회복력

나이가 들면서 정신 건강에 영향을 미치는 많은 요인이 있다. 노인의 정신 건강 문제의 특정 징후와 회복력을 키우는 팁을 제공하였다.

정신 건강 문제에서 나타나는 징후에 대해 설명하였다.

정서적 회복력을 위한 몇 가지 팁을 제공하였다.

VI 결론

Secrets to Living to 100 and Beyond

VI.

결론

20. 불로장생약

지금까지 우리는 노화의 생물학적 기초, 노화 관련 질환과 노화 이론을 실용적이고 치료적인 목적으로 활용하는 방법에 대해 논의하였다. 인류 역사를 통틀어 인간은 죽음 이후에 일어날 일에 대해 매료되어 왔다. 종교의 기원은 불확실하지만, 의도적으로 매장을 하는 것은 삶과 죽음에 대한 인식과 사후 세계에 대한 믿음을 반영할 수 있다. 영원한 삶혹은 사후의 삶의 개념은 영적 영생과 육체적 불멸이라는 두 가지 개념으로 이해되어 왔다. 사후 세계에 대한 믿음은 대부분 종교의 근간에 자리한 믿음이다. 경전이나 전통의 가르침에 따라 사후 세계에 대한 믿음은 다르며, 사후 세계에 대해 생각하는 방식에는 윤회, 부활, 환생, 유산으로서의 불멸, 다른 사람들의 기억으로서의 불멸이 있다. 질병이 없고 의식이 있는 상태에서의 육체적 불멸은 아래에서 더 자세히 논의하겠다.

고대 이집트인, 특히 왕족과 부유한 사람들은 죽음 이후의 신체 보존, 즉 미라를 만드는 것을 사후 세계에서 잘 살 수 있는 중요한 단계로 여겼다. 이 과정은 복잡한 여러 단계를 거쳤으며, 각 단계마다 의식적ritual인 의미와 실용적 의미가 있었다. 이 절차는 보통 70일이 걸렸다. 미라를 만드는 목표는 육체적인 삶에서 사후 세계로의 성공적인 전환을 보장하는 것이었다. 고대 이집트인들은 인간뿐만 아니라 고양이, 개, 새, 악어와 같은 동물도 미라로 만들었다.

오늘날 우리에게는 인간 유해를 냉동으로 보관하는 관행이 있다. 냉동 보존술Cryonics은 인간 유해를 극도의 저온, 일반적으로-196°C-320.8°F 또는 77.1K에서 냉동 보존하는 것을 말하며, 미래에 부활할 수 있기를 희망한다. 인간 줄기세포와 수정란을 포함한 살아있는 세포를 냉동 보존한다는 아이디어는 40년 전부터 있었다. 이는 실험실 환경에서 특정 절차를 거친 후 세포를 보존하기 위해 일반적으로 사용되어왔다. 하지만 인간은 물론이고, 큰 동물과 장기가 냉동상태에서 생존 가능한 것은 현재로서는 생물학적으로 불가능하다고 여겨진다. 대형 장기는 냉동 중에 파열되는 경향이 있다. 세포 수축, 높은 염 농도 및 냉동 중 얼음 결정과 같은 많은 장애물이 해동 후 냉동되었던 세포가 다시 기능하는 것을 방해한다. 기술적인 어려움에도 불구하고 많은 사람들, 특히 비종교인들이 미래의 자신을 유지하기 위해 냉동 보존 서비스를 구매

했다. 냉동 생물학회Society of Cryobiology는 냉동 보존 절차를 실천하는 회원들을 거부하고, 냉동 보존술은 '과학이 아니다'라는 공개성명을 발표했다.

고대 중국에서 진시황秦始皇은 기원전 230년경 젊은 나이에 6개의 봉건 분열 국가를 통일하여 중국의 첫 번째 황제가 되었다. 이 황제는 만리장성萬里長城을 건설하고 끊임없이 고조되는 경쟁을 억누르기 위해 분서갱유焚書坑儒, 책을 불태우는 캠페인을 벌인 것으로 잘 알려져있다. 그는 불멸의 개념에 매료되어, 사후에 자신을 보호하기 위해 테라코타Terra Cotta군인으로 알려진, 점토 군대를 포함한 정교한 지하 묘지를 건설하도록 명령했다. 그는 또한 전설적인 불로초不老草를 추구한 것으로 알려져 있다. 그는 불로초에 대한 집착으로 전 세계 곳곳으로 많은 사절을 보냈다. 그는 많은 사기꾼들의 주장에 희생되었고 49세의 젊은 나이에 죽었다. 소문에 따르면, 황제는 불멸을 추구하는 과정에서 그의 주치의이자 연금술사가 준비한, 수은이 함유된 불로장생약에 자기도 모르는 사이에 중독되었다고 한다. 당시에는 수은에 독성이 있는지 아무도 몰랐다.

고대 동아시아인중국인, 한국인, 일본인은 인간보다 오래 사는 것으로 여겨지는 동물과 식물에 기적적인 힘을 부여했다. 열 가지 장수하는 상징들이 담긴 그림이 '십장생도十長生圖'라는 명칭으로 오래 존재해왔다.

십장생도: 한국 문화에 있는 열 가지 장수의 상징

십장생十長生이란 중국어에서 한글로 음역한 것이다. 이 상징들은 해, 구름, 산, 물, 소나무, 거북, 사슴, 학, 복숭아, 불로초이다. 이들은 한국에서 지속적인 삶과 회복력, 조화, 연속성의 미덕을 상징하며 독특하고 풍부한 문화적 전통을 형성한다.

저자는 고대 한국과 일본 문학 분야의 학자이셨던 부친께서 이 십장생의 기원과 의미를 자랑스럽게 설명하던 것을 생생하게 기억한다. 부친께서는 종종 이러한 상징이 정교하게 자개 세공으로 새겨져 있던 어머니의 소중한 칠기 상자에 대해 언급하셨다. 부친에게, 그리고 많은 한국인들에게 이러한 상징은 단순한 예술적 모티브 이상이었다. 그것은 심오한 철학적, 문화적 의미를 지니고 있었다. 고대 중국 도교道教와 유교儒教에 뿌리를 둔 십장생 상징들은 시간과 국경을 초월하여 한국의 미학과 영성에 매우 중요한 부분이 되었다.

유교에서의 기원

십장생은 자연과의 조화와 불멸의 추구를 강조하는 고대 중국 도교에 뿌리를 두고 있다. 도교 철학은 자연 요소와 신화적 생물을 우주의 영원한 리듬의 구현으로 숭배한다. 안정성, 전통, 도덕적 완전성을 중시하는 유교 역시 이러한 상징을 장수와 덕의 표현으로 받아들였다.

이러한 철학들은 십장생이 한국에 전해졌던 조선1392-1897시대의 문화적 정신에 잘 맞아떨어졌다. 이 시기 동안 십장생은 도자기, 병풍, 그림 등 왕실 예술에서 널리 사용되었다. 이러한 상징들은 단순한 장식이 아니라 조화롭고 지속가능한 사회를 보장하는 덕목을 상기시키는 역할을 했다. 특히 왕실은 이것들이 안정, 장수, 번영에 필요한 우주적 힘을 지니고 있다고 믿으며, 이러한 이미지로 둘러싸여 있었다.

십장생의 종류

열 가지 상징 각각은 자연적 특징과 철학적 이상을 결합한 구체적인 의미들을 지니고 있다. 아래에서 각 요소의 의미를 살펴보자.

① 해

해는 궁극적인 생명의 원천으로, 활력과 에너지의 보편적인 상징이다. 십장생의 맥락에서 해는 안정성과 지속적인 힘을 나타낸다. 일출과 일몰은 삶의 리듬과 존재의 순환성을 상징한다. 해의 따뜻함은 모든 생명체를 지탱하며 장수와의 연관성을 강화한다.

② 구름

구름은 십장생을 묘사할 때 종종 해와 함께 등장한다. 구름은 천상과 지상을 연결하는 다리로, 인간 세계와 신성한 세계를 잇는 연결고리를 의미한다. 한국 미술에서 구름은 부드럽고 흐르는 형태로 묘사되어 자연에 담긴 우아함과 천상적인 특성을 강조한다.

③ 산

산은 영속성과 인내를 상징한다. 산은 풍경 속에서 변하지 않는 존재로, 장수를 나타내기에 적합하다. 산은 또한 도교 은둔자와 현자들이 깨달음과 불멸을 추구하는 신성한 공간으로 여겨진다.

④ 물

물은 생명을 주는 힘으로, 끊임없이 흐르고, 적응력과 연속성을 의미한다. 강에서 바다에서 비로 이어지는 물의 순환적 움직임은 자연의 영원한 리듬을 반영한다. 한국 전통에서 물은 또한 불순물을 씻어내고 생명을 새롭게 하는 정화제이다.

⑤ 소나무

소나무는 그 강인한 성격과 혹독한 조건에서도 번창하는 회복력으로 유명하다. 소나무는 겨울에도 푸르름을 유지하는 상록수로 남아 활력, 인내, 귀족적인 위엄을 강조한다. 한국 문화에서 소나무는 종종 청렴과 충성의 덕목과 연관되어 장수의 상징으로 경외의 대상이 된다.

⑥ 거북

거북, 특히 바다거북은 매우 긴 수명으로 유명하다. 한국 미술에서 거북은 종종 생명의 지속성을 구현하는 지혜롭고 오래된 고대적 존재로 나타난다. 거북의 느리고 신중한 움직임은 또한 인내와 시간의 꾸준한 흐름을 암시한다.

⑦ 사슴

사슴은 영양과 함께 중국과 한국의 전설에서 도교의 불사자의 빈번한 동반자이다. 사슴은 불로초와 신비로운 연관이 있다고 믿어지며, 평온하고 우아한 생물로 묘사된다. 사슴은 신체적 장수와 영적 조화를 모두 상징한다.

⑧ 학

학은 한국과 중국 전통에서 우아함, 순수함, 장수의 상징으로 숭배된다. 특히 백학은 하늘과 땅을 연결하는 천상의 존재로 여겨진다. 도교 전설에서 학은 불사자의 전령으로, 세속적인 한계를 초월하는 능력을 가진다.

⑨ 복숭아

복숭아는 장수를 상징하는 가장 소중한 상징 중 하나이다. 중국 신화에 따르면, 불멸의 정원에서 자란 복숭아는 3천 년에 한 번만 익으며, 그것을 먹는 사람에게 불멸을 부여한다. 한국 미술에서 복숭아는 종종 풍성하고 풍요롭게 묘사되어 지속적인 건강과 번영을 바라는 마음을 반영한다.

⑩ 불로초

불로초는 종종 신화 속 버섯으로 묘사되며, 도교 전통에 깊은 뿌리를 두고 있다. 한국에서 이 약초는 '영지버섯靈芝菌 Ganoderma lucidum'으로 알려진 귀한 전통 약재와 관련이 있다. 치유력으로 존귀하게 여겨지는 이 버섯은 재생, 활력, 불멸을 상징한다.

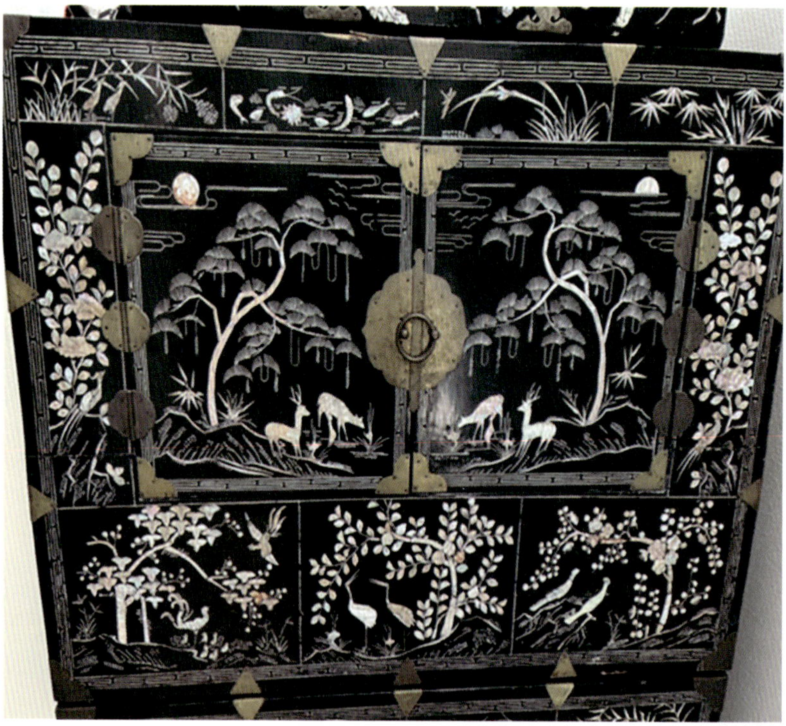

그림 12. 십장생도는 문자 그대로 '열 가지 장수 그림'을 의미한다. 십장생도는 한국 문화에 있는 전통적인 개념으로, 건강한 생활과 균형 잡힌 실천을 통해 생명을 연장하고 장수를 촉진함을 의미한다. 이 용어는 '오래 사는 방법'으로 이해되며, 신체 건강, 정신적 안녕, 자연과의 조화를 유지하는 것이 중요하다는 것을 보여준다. 식단, 운동, 마음 챙김을 통합하여 더 길고 건강한 삶을 성취하는 총체론적 접근방식을 가지고 있다.

한국에서의 문화적 의미

십장생은 단순한 예술적 모티브가 아니라 희망과 열망을 담은 문화적 표현이다. 조선 시대에 십장생은 왕궁에 병풍, 벽, 도자기에 그려지며 널리 전시되었다. 십장생의 존재는 길조의 기운을 끌어들여 왕실의 안녕을 보장한다고 믿어졌다.

십장생의 예술적 활용은 일반 백성에게도 확대되었다. 십장생이 그려진 칠기 상자, 자수, 그림은 장수와 번영을 위한 부적으로 인기 있는 가정용품이었다. 오늘날에도 이러한 상징은 한국 디자인 및 예술계에서 현대적인 해석을 통해 지속적인 영감을 주고 있다.

개인적인 회상

어린 시절, 저자는 집에 있던 칠기 상자에 정교하게 새겨져 있던 십장생을 자주 감상했다. 각 상징은 저마다의 이야기를 가지고 있는 것처럼 보였고, 함께 모여 시간을 초월한 지혜의 보고를 만들어내고 있었다. 아버지의 설명은 이러한 상징에 생명을 불어넣어, 자연과의 조화롭고 균형잡힌 의미있는 삶을 추구하는 풍부한 문화 유산과 나를 연결시켰다.

빠르게 변화하는 현대 사회에서 십장생은 자연과 철학에서 발견되는 지속적인 진리를 상기시켜 준다. 십장생은 우리에게 해와 산처럼 안정성을 추구하고, 물처럼 적응하고, 소나무처럼 인내하라고 권한다. 고대 그림에서든 현대 미술에서든 이러한 상징은 계속해서 공명하며, 조화와 회복력에 뿌리를 둔 장수의 비전을 제공한다.

전통 한약제

나아가 많은 아시아 국가의 사람들과 특히 중국, 한국, 일본에서 특정 종교가 없는 대부분의 사람들은 건강한 삶을 연장하고 노화된 신체를 회복시키며 장수를 증진하기 위해 서양 의학과 함께 전통 한의학을 찾는다. 이것은 기氣 신체의 생명 에너지가 경락經絡 신체의 채널을 따라 흐르고 사람의 영적, 정서적, 정신적, 신체적 건강을 균형 있게 유지한다는 믿음에 기반한다. 기를 유지하기 위해 사람들은 약초와 야생 동물 부위를 포함한 다양한 자원을 찾았다. 몇 가지 인기 있고 전통적인 예는 다음과 같다.

① 인삼

수 세기 동안 전통 중국 의학에서 사용되어 온 약초 보충제이다. 영어로 진생Ginseng이라 불리는 이 약초는 뿌리가 사람처럼 생겼기 때문에 한국에서 인삼사람 뿌리으로 불린다. 인삼은 신체적 지구력, 집중력, 기억력 향상, 면역 기능 촉진 및 노화 과정을 늦추기 위한 식이 보충제로 사용되어 왔다. 기본적으로 인삼은 허약하고 노화된 신체를 회복시키는 강장제로 사용되었다. 과학적 연구가 계속되고 있지만, 결정적인 건강상 이점을 입증하는 생물학적 증거는 아직 찾지 못했다. 인삼은 미국 식품의약국FDA에서 질병을 치료, 예방한다거나 건강상의 이점을 제공한다는 승인을 받지 않았다. 위에서 언급한 바와 같이 인삼은 식이 보충제로 판매된다. 한국인들은 인삼의 원산지와 재배가 똑같이 중요하다고 생각한다. 예를 들어, 산삼은 산에서 자연적으로 자라며 산삼 전문가들이 직접 채취한다. 산삼은 중국에서는 거의 멸종되었고 전 세계적으로 멸종 위기에 처해 있어 매우 귀하게 여겨진다. 재배 인삼은 산삼보다 저렴하다. 인삼의 제조 방법은 다양하지만 '홍삼' 또는 '백삼'으로 나뉜다. 상업용 인삼은 35개국 이상에서 판매되며, 중국이 가장 큰 소비국이다. 인삼의 세계 판매액은 30억 달러를 넘으며, 그 중 절반은 한국에서 생산된다.

② 녹용

사슴은 십장생도에 나오는 열가지 상징 중 하나로 묘사된다. 사슴은 전통적으로 악운과 질병을 쫓는 마법의 힘을 지닌 것으로 여겨졌다. 녹용은 2000년 전에 쓰여진 중국 의학 고전인 신농본초경神農本草經에 기록되어 있으며, 음기를 보강음기는 신체 기능을 적시고 식히는 데 필요한 에너지를 나타냄, 신장을 보강하고, 비장을 활성화시키고, 뼈와 근육을 강화하며, 혈액 순환을 촉진하는 것으로 알려져 있다. 위의 모든 효능은 노화 과정을 억제하는 효과가 있다. 사슴은 매년 늦가을에 뿔을 떨어뜨리고 다음 해 봄에 새로운 뿔을 돋아내는데, 이러한 능력은 재생과 불멸의 상징으로 여겨졌다. 흥미롭게도, 많은 미국 사슴은 사람에게 라임병의 원인이 되는 사슴 진드기를 외부 기생충으로 가지고 있지만, 사슴은 라임병을 유발하는 병원균을 가지고 있지 않다.

중국은 세계에서 주요한 사슴 사육 국가이다. 사슴은 여러 종류가 있지만, 봄에 뿔이 돋아나는 붉은 사슴은 활성 성분이 풍부한 것으로 여겨진다.

녹용에 대한 현대 약리학적 연구에 따르면 아미노산, 폴리펩타이드 및 단백질을 포함한 다양한 생체 활성 물질이 녹용에서 발견된다. 인간 사용과 관련하여 심각한 부작용은 보고되지 않았다. 어느 정도까지는 이러한 화합물이 20세기 연구에서 현대 약물 제품의 매우 강력한 성장 촉진 인자와 비슷하다. 예를 들어, 성장 호르몬인 에리스로포이에틴EPO은 신장에서 추출되며, 에리스로포이에틴은 골수의 다능성 줄기 세포에서 새로운 적혈구 생성을 촉진한다. 오늘날 에리스로포이에틴은 만성 신장 질환, 암 또는 특정 약물로 인한 빈혈을 치료하는 데 사용된다. 또한 신경 보호 효과가 있으며 인지 기능 향상에도 도움이 되는 것으로 나타났다. 일부 운동선수들은 근육에 더 많은 산소를 공급하여 성적을 향상시키기 위해 에리스로포이에틴을 부적절하게 사용한다. 노인들은 다양한 정도의 빈혈적혈구 수 감소과 허약함을 보이는데, 노인의 설명되지 않는 빈혈 치료를 위해 녹용을 신중하게 사용하면 기능적 능력을 향상시키고 질병률 및 사망률 을 감소시킬 가능성이 있다. 녹용에 함유된 화합물에는 과립구-대식세포 줄기 세포를 위한 집락 자극 인자CSF와 중간엽 줄기 세포 자극 인자 등이 있다. 이러한 자극 인자는 면역 세포를 포함한 새로운 혈액 세포를 생성한다. 이러한 성장 인자는 의료 응급 상황에서 치명적인 방사선 노출을 막기 위해 FDA의 승인을 받았다. 시험관 내 연구에 따르면 녹용사슴 뿔의 중간 부분이 아닌 끝 부분이 악성 뇌종양에 대한 항암 효과를 가진다Chonco et al. Sci Rep. 2021 참조.

전통 중의학에서의 높은 수요와 대중적 인기로 인해 중국과 대만에서 사슴 사육이 발전했다. 그 결과, 이들 국가에서는 사슴 사육이 법적으로 허용된다.

녹용 외에도, 곰이나 동면하는 곰의 담즙 제품은 전통 한의학에서 동일하게 인기있는 성분이며, 많은 아시아 국가에서 곰 사육 사업을 발전시켰다. 특히 간 질환을 포함한 위장 질환이 있는 사람들에게 많은 건강상의 이점이 있다고 보고되었다. 가장 활성적인 성분은 우르소데옥시콜산urso-deoxycholic acid으로 확인되었다. 이 화학 물질은 간에서 생성되는 담즙산 중 하나이며, 세포 보호제, 면역 조절제 및 담즙 분비 촉진 효과를 포함한 약리학적 특성을 가지고 있다. 대부분의 아시아 및 동남아시아 국가에서 곰 사육장을 금지하는 법률을 제정했지만, 높은 수요로 인해 사육 사업은 여전히 번창하고 있다.

21. 앞으로 나아가기

21세기는 기술의 발전이 조만간 인간에게 불로장생약을 찾게 하리라는 낙관적인 설레임을 약속하는 '노화가 없는 시대'이다. 냉동 보존술, 세포 재프로그래밍, 약리학적 회춘 접근법 및 디지털 불멸을 통해 신체적, 정신적 불멸을 달성하려는 추세가 나타나고 있다.

디지털 불멸Digital Immortality이란 무엇일까? 기본적으로 신체적 죽음 이후에 디지털 형태로 사람의 의식이나 정체성의 일부를 보존하는 것을 의미한다. 이 개념은 사람의 마음이나 의식을 컴퓨터에 업로드하여 잠재적으로 무한히 존재할 수 있도록 하는 것을 포함한다. 인공 지능AI의 급속한 발전은 기술과 현대 생물학의 경계를 점점 모호하게 만들고 있다. 소위 '디지털 사후 세계 산업', 즉 디지털 유해와 사후 프라이버시 등에는 많은 윤리적, 법적 문제가 있다.

한편, 노인들은 건강한 삶을 유지하기 위해 실용적인 일상 습관을 쉽게 적용할 수 있어야 한다. 다시 말해, 식단, 운동, 숙면이다. 우리는 다양한 건강식의 장단점을 논의했다. 간헐적 단식과 같은 칼로리 제한은 건강한 성인이나 노화 관련 질환이 있는 노인에게 쉽게 적용할 수 있다. 매일 운동하고 숙면을 취하는 일은 건강 보조 식품이나 새롭게 인기를 얻고 있는 약리학적 보충제를 포함한 어떤 방법보다 건강상의 이점이 훨씬 뛰어난 것으로 나타났다. 매일 30분에서 60분 동안 걷는다는 목표는 쉽게 달성할 수 있고 실질적으로 실행 가능하다. 우리는 V 장 실용 가이드에서 숙면을 위한 몇 가지 실질적인 팁을 강조했다. 우리는 노화에 대한 몇 가지 잘못된 오해들을 불식시켰다. 최신 신경 생물학적 발전은 수면 부족이 뇌에서 노폐물이 빠져나가는 것을 방해하고 노화 과정을 가속화 한다는 것을 보여준다.

새로운 약리학적 개입은 가까운 미래10년에서 15년 이내에 현실이 될 것이며, 노화 과정을 늦추거나 세포 노화를 회춘시키는 것을 목표로 하는 세포 재프로그래밍은 미래15년에서 20년 이내에 가능해질 것이다.

그때까지는 셰익스피어가 노화에 대해 남긴 현명한 말씀과 교훈에 귀 기울이는 것이 항상 유익하다.

a) 학생으로 남아라

우리는 때때로 모든 것을 다 배웠다고 생각하지만, 항상 배울 것이 더 있다.

스스로를 학생이라고 생각하고 새로운 것을 계속 배워라.

b) 과거를 자랑하지 마라

배우는 것을 멈추는 순간, 당신은 빠르게 늙기 시작한다.

당신에게 남은 것이 오래된 이야기뿐이라면, 결국 자신을 불쌍히 여기게 될 것이다. 삶의 지혜는 현재 가지고 있는 것을 즐기는 데 있다.

겸손한 사람들이 더 밝게 빛난다.

c) 젊은 사람들과 경쟁하지 마라

젊은 사람들은 그들의 시대를 살고 있고, 다른 세상에 살고 있다.

그들과 경쟁하기보다는, 그들의 성장을 인정하고 격려하라.

그들과 함께 삶을 즐기면 삶은 더 가치 있게 된다.

d) 노화에 대해 불평하지 마라

그것은 비참해 보일 수 있다. 노화에 대해 계속 불평한다면 사람들은 결국 당신을 피하기 시작할 것이다.

노화에 대해 불평하기보다는, 그것이 가져다 주는 지혜를 보여라.

당신은 여전히 아름답고 누구보다 멋지다cool.

e) 세상을 젊은 사람들에게 넘겨주지 마라

그들에게 모든 것을 주는 순간, 당신은 결국 소외될 것이다.

고대 영국의 리어 왕은 그의 모든 왕국을 딸들에게 주었다.

결국 리어는 두 딸에게 배신당하고, 추위와 굶주림 속에서 노년을 보내다 딸들 때문에 죽었다.

f) 죽음에 대해 너무 자주 이야기하지 마라

죽음보다 확실한 것은 없다.

인류가 아무리 발전해도, 우리는 죽음을 피할 수 없다.
그렇게 확실한 것을 서두를 필요가 없다.

그 날이 올 때까지 삶을 즐겨라.
우리는 살기 위해 여기에 있다.

다시 한번 셰익스피어의 말을 기억하라.
"사람은 나이 들어 가는 것이 아니라 성숙해져 가는 것이다.
People don't grow old, they ripen"
이 말을 마음에 새기고 당신의 삶을 살아라.
JV Mercanti, Director's 9 Tips for Tackling Shakespeare, April, 2021에서 발췌.

22. '레가시(legacy)' 생각하기

수세기 전, 가족들은 스토리텔링을 통해 가치관이나 신념, 윤리를 후대에 전했다. 오늘날에도 스토리텔링은 당신의 뜻과 목적을 레가시 정신으로 보존할 효과적인 방법이 된다. 비록 유언과 신탁이 당신의 뜻을 사랑하는 사람들에게 크게 펼쳐보이는 법적인 문서가 되겠지만, 이런 문서들은 당신이 왜 그런 결정을 내릴 영감을 얻게 되었는지에 대해서 말해주지 않는다. '레가시 마인드'는 이 빈 공간을 채워준다. 당신의 성찰과 회상은 당신이 후세대와 나누는 인생 레슨이다. 이것은 당신에게는 삶에 대한 새로운 시각을 제공할 수 있으며, 당신의 자녀나 손주, 그 외 당신의 삶에서 중요한 부분을 차지했던 개인들에게는 아마도 눈을 새로 뜨게 하는 혜안의 경험이 될 것이다. 이것은 당신의 생애를 넘어 지속될 긍정적인 표식을 남기는 일이다.

'레가시'란 물질적이고 정신적인 유산으로, 이를 물려받는 사람에게 소중한 상징이 될 수 있다. 나이든 사람들은 자신이 남기고 싶은 것과 이를 받을 사람이 누구인지 구체적으로 생각할 필요가 있다. '레가시'란, 단순한 기억과는 다른 것으로, 고인을 영예롭게 하는 방법이자, 고인에게서 후세대로 지속될 면모를 찾는 것이다. 사랑하는 고인을 기릴 방법을 찾는 것은 죽음을 받아들이는 중요한 과정이다. 레가시라는 말이 죽음을 상기시킬 수 있지만, 이것은 죽음에 관한 것은 아니다. 죽음을 상기하는 것은 오히려 좋은 일일 수도 있는데, 그 이유는 죽음이 삶을 깨닫게 하기 때문이다. 이는 무엇이 중요한지에 대한 통찰력을 제공한다. 그러나 레가시는 사실, 인생과 살아가는 과정에 관한 것이다. 레가시는 우리가 어떤 삶을 살고 싶은지, 어떤 세상에서 살고 싶은지 결정하는 데 도움을 준다.

레가시를 구축하는 몇 가지 방법

- 당신의 영향력을 고려하라.
- 끝을 염두에 두고 시작하라.
- 타인에게 집중하라.
- 오래도록 기억될 인상으로 남겨라.
- 당신이 믿는 것을 지지하고 긍정적인 변화를 만들어내라.

23. 우아하고 존엄 있게 나이들기

각 인생 단계에서 자기 자비self-compassion와 수용acceptance을 격려하는 것은 우아하고 존엄하게 나이 드는 일의 중요한 측면이다. 삶의 긍정적인 측면에 집중하면 우아하게 나이 드는 것을 받아들이는 데 도움이 될 수 있다. 긍정적인 태도를 유지하고, 감사를 표현하고, 축복을 세고, 긍정적인 사람들 속에 자신을 두는 것은 하루하루를 소중히 여기는 좋은 방법이다.

자기 수용 또한 존엄하게 나이 드는데 있어서 똑같이 중요한 부분이다. 이 목표를 달성하는 방법으로 몇 가지 팁이 있다.

- 통제할 수 있는 것에 집중하라: 과거나 미래에 대해 걱정하는 대신 현재에 집중하라.
- 감사를 실천하라: 당신을 행복하게 만드는 사람, 장소, 경험을 되돌아보라.
- 목적의식을 찾아라: 목적의식을 갖는 것은 분명한 의식 속에 나이 드는 데 도움이 될 수 있다.
- 활동적으로 지내라: 운동은 신체와 정신을 건강하게 유지하는 데 도움이 될 수 있다. 운동이야말로 장수를 위한 묘약이다.

최고의 삶을 살고 우아하게 나이 드는데 도움이 될 몇 가지 팁

- 신체적 건강: 매일 고통 없이 사는 것은 축복이다.
- 태도: 부정적인 생각에 붙들리지 마라.
- 정신적으로 활동적이 되어라: 지역 사회 구성원으로 적극적으로 활동하고, 이웃, 오래된 친구, 또는 새로운 친구들과 교류하라.
- 스트레스를 관리하라.
- 웃어라.

AI	인공지능Artificial Intelligence
AMD	노인성 황반변성Age-related Macular Degeneration
AMPK	아데노신 일인산 활성화 단백질 키나아제 Adenosine Monophosphate activated Protein Kinase
APOE4	아포지단백E Apolipoprotein E
Bcl-2, Bclx	B세포 림프종-2, B세포 초대형 림프종 B Cell Lymphoma-2, B Cell Extra-Large Lymphoma
BMD	골밀도Bone Mineral Density
CD-38	분화 군집-38 Cluster of Differentiation-38
CDC	질병통제예방센터 Centers for Disease Control and Prevention
CiRA	iPS 세포 연구 및 응용 센터 Center for iPS Cell Research and Application
CMCR	방사선 대응 의료 대책 센터 Centers for Medical Countermeasures Against Radiation

CML	만성 골수성 백혈병Chronic Myelogenous Leukemia
CRISPR	크리스퍼. 규칙적으로 간격을 두고 배열된 짧은 회문 반복 서열 Clustered Regularly Interspaced Short Palindromic Repeats
CRP	C-반응성 단백질C-Reactive Protein
CSF	집락 자극 인자Colony Stimulating Factor
DXA	이중 에너지X선 흡수 계측법 Dual energy X-ray absorptiometry
EPO	적혈구 생성 촉진 인자Erythropoietin
EGFR	상피세포 성장 인자 수용체 Epidermal Growth Factor Receptor
ES	배아 줄기 세포Embryonic stem cells
FDA	미국 식품의약국Food and Drug Administration
FKBP12	12kDa FK506 결합 단백질12-kDa FK506 binding protein
FK506	면역 억제제 약물F506 FK506 is immunosuppressant drug F506
G-CSF	과립구 집락 자극 인자 Granulocyte Colony Stimulating Factor
GIST	위장관 기질 종양Gastrointestinal Stromal Tumor
GLP-1	글루카곤 유사 펩타이드-1 Glucagon-like Peptide-1
HIF-alpha	저산소 유도 인자-알파Hypoxia Inducible Factor-alpha
IRB	기관 윤리 심사 위원회Institutional Review Board
IL-6	인터루킨6 Interleukin 6
IND	식품의약국 임상 시험 신약 Food Drug Agency Investigational New Drug

iPS	유도 만능 줄기 세포induced pluripotent stem cells
LED	발광 다이오드Light-Emitting Diode
MSC	중간엽 줄기 세포Mesenchymal Stem Cell
mTOR	래파마이신의 포유류 표적mammalian Target of Rapamycin
mTORC 1, 2	래파마이신의 포유류 표적 복합체1, 2 mammalian Target of Rapamycin Complex 1, 2
NAD	니코틴아마이드 아데닌 디뉴클레오티드 Nicotinamide Adenine Dinucleotide
NIH; NIA	미국 국립 보건원; 미국 국립 노화 연구소 National Institute of Health; National Institute of Aging
NMN	니코틴아마이드 모노뉴클레오티드 Nicotinamide Mononucleotide
NR	니코틴아마이드 리보사이드Nicotinamide Riboside
OSKM: OCT3, SOX2, KLF4, c-MYC	세포 재프로그래밍을 위한 4가지 전사 인자 OCT3, SOX2, KLF4, c-MYC: All 4 transcription factors for cellular reprogramming
P13k/AKT	포스파티딜이노시톨3 키나아제/Ak 계열 변형, p16, p21: 16kDalton 단백질, 분자량 21kDalton 단백질 Phosphatidylinositol 3 Kinase/Ak strain Transforming, also known as p16, p 21: protein with 16kDalton, protein with molecular weight 21kDalton
PARP	폴리-ADP 리보스 중합효소poly-ADP ribose Polymerase
PBM	광생물 조절Photo-Bio-Modulation
ROS	활성산소Reactive Oxygen Species

RTK	수용체 티로신 키나아제Receptor Tyrosine Kinase
SASP	노화 관련 분비표현형 Senescence-Associate Secretory Phenotype
SCFA	짧은사슬지방산Short-Chain Fatty Acids
SCT	줄기 세포 치료Stem Cell Therapy
TGF-beta	형질 전환 성장 인자-베타Transforming Growth Factor-beta
TKI	티로신 키나아제 억제제Tyrosine Kinase Inhibitor
TNF-alpha	종양 괴사 인자-알파Tumor Necrosis Factor-alpha
SDF-1	기질 세포 유래 인자-1 Stromal Cell-derived Factor-1
UV	자외선Ultra Violet

I. 노화에 대한 일반적인 오해

• 노화에 대한 일반적인 오해

NIA: 10 common misconceptions about aging. April 10, 2024. Rush Stories: The truth behind age-old myths. https://www.rush.edu/news/truth-behind-age-old-myths.

Brigham and Women's Hospital: Retire these 10 myths of aging. 2024: https://healthlibrary.brighamandwomens.org/Search/1,1945.

Friedman, D. 8 fitness myths that drive experts crazy. Jan 4, 2024. NY Times: https://www.nytimes.com/2024/01/04/well/move/fitness-myths.html.

Hanahan, D. and Weinberg R.A. Hallmarks of Cancer: The Next Generation. Cell. 144(5): 646-674, 2011.

II. 노화의 역학

• 기대수명이란 무엇인가

According to the WHO statistics, 2022 and U.S. Census Bureau, 2023 National population projection tables: Main series, life expectancy in the U.S.:79.11 and selected other countries. (World health statistics 2022: monitoring health for the SDGs, sustainable development goals; U.S. Census Bureau, "America is getting older" June 22, 2023; and U.S. Census Bureau, 1980 Census of Population, Volume 1, Characteristics of the Population (PC80-1).

• 100세인에 대한 통계

Berk, Laura E. (2010). Development Through the Lifespan (5th ed.). Allyn & Bacon. ISBN:9780205687930; Thomas T. Perls and M.H. Silver: Living to 100. 1999. Basic Books; Pew Research Center: U.S. centenarian population is projected to quadruple over the next 30 years. January 9, 2024; Japan centenarians at record high" (http://news.bbc.co.uk/2/hi/asia-pacific/7612363.stm); World Economic Forum: With life expectancy increasing, here's how 4 countries are addressing their ageing populations, 2023.

스티븐 오스타드(Steven Austad)와 장수 지수(Longevity Quotient):

Austad, S.N, Fischer, K.E. Mammalian aging, metabolism, and ecology: Evidence from the bats and marsupials. 1991. J. Gerontology 46 (2):47-53; Austad, S.N. Methuselah's Zoo. 2022. MIT Press.

• 블루존

Michael Poulain: Poulain, Michel; Pes, Giovanni Mario; Grasland, Claude; Carru, Ciriaco; Ferrucci, Luigi; Baggio, Giovannella; Franceschi, Claudio; Deiana, Luca (1 September 2004).

"Identification of a geographic area characterized by extreme longevity in the Sardinia island:study"study" (PDF). Exp. Gerontol. 39 (9):14231429. doi:10.1016/j.exger.2004.06.016. PMID 15489066.

Dan Buettner: Buettner, Dan (2015). The Blue Zones Solution: Eating and Living Like the World's Healthiest People. National Geographic Books. ISBN 978-1426211928;

The four-part documentary series in the Netflix (2023) chronicles the work of longevity researcher Dan Buettner, author of The Blue Zones Secrets for Living Longer: Lessons From the Healthiest Places on Earth.

• 노화의 징후

Aging: what to expect: https://www.mayoclinic.org/healthy-lifestyle/healthy-aging/in-depth/aging/art-20046070;

Aging: what's normal and what can you do about it, https://www.webmd.com/healthy-aging/normal-aging; The Merck Manual of Diagnosis and Therapy, 20th edition; Villani, A. et al: Hair aging and hair disorders in elderly patients. 2022, Int J. Trichology, 14(6): 191-196; Skin care and aging, nia.nih.gov/health/skin-care; Armstrong, RA: Risk factors for Alzheimer's disease. 2019, Folia Neuropatholog. 57:87-105; Kedar N Prasad: Dementia, 2022, Amazon Publishing Co.

• 암과 노화

Berben, L, Floris, G, Wilders, H et al. Cancer and aging: two tightly interconnected biological process. Cancers (Basel)〉 2021, 13(6):1400. Doi. 10.3390/cancers13061400. Montegut, L., Lopez-Otin, C and Kramoer, G. Molecular Caner. 2024; 23:106. Editorial. The importance of aging in cancer research. Nature Aging, 2022, 2:365-366. Patient Version: Cancer Prevention Overview, National Cancer Institute, 2023. Mayo Clinic. Cancer prevention: 7 tips to reduce your risk. 2022 https://www.mayoclinic.org/healthy-lifestyle/adult-health/in-depth/cancer-prevention/art-20044816. Kilari, D, Soto-Perez de Celis, E, Mohile, S, et al. Desining exercise clinic for older adults with cancer. Recommendations from Cancer and Aging Research Group (CARG). J. Geriatr Oncol. 2016, 7(4): 293-304, doi:10.1016/j.jgo.2016.04.007.

III. 노화의 생물학적 기초

• 생물학적 노화란 무엇인가?

South Koreans become younger under new age-counting law. (bbc.com/news/world-asia-66028606).

Horvath S. DNA methylation age of human tissues and cell types [published correction appears in Genome Biol. 2015;16(1):96]. Genome Biol. 2013;14(10):R115. doi:10.1186/gb-2013-14-10-r115.

Levine ME, Lu AT, Quach A, et al. An epigenetic biomarker of aging for lifespan and healthspan. Aging (Albany NY) 2018; 10(4):

573-591. doi: 10.18632/aging.101414.

Estimating breast tissue-specific DNA methylation age using next-generation sequencing data. Castle JR, Lin N, Liu J, Storniolo AMV, Shendre A, Hou L, Horvath S, Liu Y, Wang C, He C.Clin Epigenetics. 2020 Mar 12;12(1):45. doi: 10.1186/s13148-020-00834-4. PMID: 32164769.

- 세포 노화란 무엇인가?

Can tissue damage caused by radiation treatment be reduced? (www.scientia.global).

Kim, JH, Jenrow, KA, Brown, SL. Mechanisms of radiation-induced normal tissue toxicity and implications for future clinical trials. 2014, Radiat Oncology J. 32(3):103-115.

Dutkowsk P, de Rougemont O, Clavien PA. Alexis Carrel: genius, innovator and ideologist. Am J Transplant. 2008;8(10):1998–2003.

Hayflick L, Moorhead PS. (1961) The serial cultivation of human diploid cell strains. Exp Cell Res 25: 585-621.

Rattan S. (2014) International recognition for ageing research: John Scott Award -2014 to Leonard Hayflick and Paul Moorhead. Biogerontology 15: 415. DOI 10.1007/s10522-014-9524-1.

Kim, JH, Brown, SL and Gordon, MN: Radiation-induced senescence: therapeutic opportunities. 2023 BMC Kim et al. Radiation Oncology: 18:10 https://doi.org/10.1186/s13014-022-02184-2.

Childs BG, Gluscevic M, Baker DJ, et al. Senescent cells: an emerging target for diseases of ageing. Nat Rev Drug Discov. 2017;16(10):718–35.

Kumari R, Jat P. Mechanisms of cellular senescence: cell cycle arrest and senescence associated secretory phenotype. Front Cell

Dev Biol. 2021;9:645593.
Lopes-Paciencia S, Saint-Germain E, Rowell MC, Ruiz AF, Kalegari P, Ferbeyre G. The senescence-associated secretory phenotype and its regulation. Cytokine. 2019;117:15–22.
van Deursen JM. The role of senescent cells in aging. Nature. 2014;509:439–46.

- 세포 노화의 원인은 무엇인가?

Carlos López-Otín, Maria A. Blasco, Linda Partridge , Manuel Serrano, Guido Kroemer "Hallmarks of aging: An expanding universe" 2023, Cell: 186(2) 243-278.
Xiong Y, Hannon GJ, Zhang H, Casso D, Kobayashi R, Beach D. p21 is a universal inhibitor of cyclin kinases. Nature. 1993;366(6456):701–4. https://doi.org/10.1038/366701a0. PMID8259214.S2CID4362507.
Abbas T, Dutta A. p21 in cancer: intricate networks and multiple activities. Nat Rev Cancer. 2009;9(6):400–14. https://doi.org/10.1038/nrc2657. PMC2722839.PMID19440234.
Harper JW, Adami GR, Wei N, Keyomarsi K, Elledge SJ. The p21 Cdk- interacting protein Cip1 is a potent inhibitor of G1 cyclin-dependent kinases. Cell. 1993;75(4):805–16. https://doi.org/10.1016/0092-8674(93) 90499-G.PMID8242751.
Liu XL, Ding J, Meng LH. Oncogene-induced senescence: a double -edged sword in cancer. Acta Pharmacol Sin. 2018;39(10):1553–8. https://doi.org/10.1038/aps.2017.198.
Chandeck C, Mooi WJ. Oncogene-induced cellular senescence. Adv Anat Pathol. 2010;17(1):42–8.
Hanahan, D. Weinberg, RA (7 January 2000). "The Hallmarks of Cancer".

Cell. 100 (1): 57–70. doi:10.1016/S0092-8674(00)81683-9. PMID 10647931 https://doi.org/10.1097/PAP.0b013e3181 c66f4e.

Saxton RA, Sabatini DM: mTOR Signaling in Growth, Metabolism, and Disease. Cell. 2017;168(6):960–76. 10.1016/j.cell.2017.02.004.

Papadopoli, D, Boulay, K. et al. mTOR as a central regulator of lifespan and aging; 2019, F1000 Research; doi: 10.12688/f1000research.17196.1.

Ramakrishnan, V. Why We Die, 2014. William Morrow, Harper Collins Publishing Co. Caron E, Ghosh S, Matsuoka Y, et al.: A comprehensive map of the mTOR signaling network. Mol Syst Biol. 2010;6:453. 10.1038/msb.2010.108.

Anisimov VN, Zabezhinski MA, Popovich IG, et al.: Rapamycin increases lifespan and inhibits spontaneous tumorigenesis in inbred female mice. Cell Cycle. 2011;10(24):4230–6. 10.4161/cc.10.24.18486.

Blander, G, Guarente L The Sir2 family of protein deacetylases. 2004, Annual Review of Biochemistry. 73 (1):417-35. "MIT researchers uncover new information about anti-aging. 2008. (http://web/,ot/edi/newsoffice/2000/guarente.html).

Yamamoto H. Schoonjans K, Auwerx J. Sirtuin functions in health and disease. 2007, Molecular Endocrinology 21 (8):1745-55. Vazquez BN, Thackray JK, Serrano L (March 2017). "Sirtuins and DNA damage repair: SIRT7 comes to play". Nucleus. 8 (2): 107-115. doi:10.1080/19491034.2016.1264552. PMC 5403131. PMID 28406750.

- 노화에서 면역노화의 역할

Pangrazzi L, Weinberger B (February 2020). "T cells, aging and senescence". ExperimentalGerontology. 13110887. doi:10.1016/j.exger.2020.110887. PMID 32092501. S2CID 211237913.

Francesi C, Campisi J. Chronic inflammation and its potential contribution to age-associated diseases. J Geront. 2014;69:s4-9. Cooper, MD, Peterson, RD and Good, RA. Dilineation of the thymic and bursal lymphoid systems in the chicken. 1065. Nature 205: 143-146. Bogeska, R. et al. Inflammatory exposure drives long-lived impairment of hematopoietic stem cell self-renewal activity and accelerated aging. Cell Stem Cell 29, 1273–1284.e1278 (2022).

Ho, N. P. & Takizawa, H. Inflammation regulates haematopoietic stem cells and their niche. Int. J. Mol. Sci. 23, 1125 (2022). Goronzy, J. J. & Weyand, C. M. Mechanisms underlying T cell ageing. Nat. Rev. Immunol. 19, 573–583 (2019).

Liang, Z, Dong, X, Zang, Z et al. Age-related thymic involution: Mechanism and functional impact. Aging Cell. 2022, 21 (8) e166731.

Hou, Y, Chen Y, Bian,Y et al. Insights into vaccines for elderly individuals: from the impacts of immunosenescence to delivery strategies. 2024. Nature/npj/vaccines. 9, 77.

Palacios-Pedrero, M, Jansen, J, Blume, C. et al. Signs of immunosenescence correlate with poor outcome of mRNA COVID-19 vaccination in older adults. Nature Aging, 2022. 2: 896-905.

Hildebrandt, B, Hegewisch-Becker, B, Kerner, T. et al. Current status of radiant whole-body hyperthermia at temperatures >41.5 degrees C and practical guidelines for the treatment of adults. The German Interdisciplinary Working Group on

Hyperthermia. 2005. Int J Hyperthermia 21(2):169-83.

Kim, JH, Hahn, EW, Ahmed, SA. Combination hyperthermia and radiation therapy for malignant melanoma. 1982. Cancer, 50(3):478-82.

Evans, SS, Repasky, EA and Fisher, DT. Fever and the thermal regulation of immunity: the immune system feels the heat. 2015, Nat Rev Immunol 15(6):335-349.

Maghfour, J, Ozog, DM. Mineroff, J.et al. Photomodulation CME Part I: Overview and Mechanism of Action, 2024. J Amer Academy of Dermt: doi://doi.org/10.1016/jaad. 2023. 10.073.

Mineroff, J, Maghfour, J, Ozog, DM et al. Photobiomodulation CME: part II:Clinical applications in dermatology. J Americ Academy of Dermatol. https://doi.org/10.1016.2023.10.074.

• 노인의 장내 미생물 역할

Ghosh, T, Shanahan, F and O'Toole, P. The gut microbiome as a modulator of healthy ageing 2022, Nature reviews Gastroenterology and hepatology, 19, 565-584.

Posh, K, Venugopal, S, Pisarello, G, et al. The Role of Gut Microbiome-Derived Short-Chain Fatty Acid Butyrate in Hepatobiliary Diseases, The Role of Gut Microbiome-Derived Short-Chain Fatty Acid Butyrate in Hepatobiliary Diseases. The American J Pathology, 2023, 1455-1467.

• 만성염증의 역할

Francesi C, Campisi J. Chronic inflammation and its potential contribution to age-associated diseases. J Geront. 2014;69:s4-9.

Biran A, Zada L, Karam PA, et al. Quantitative identification of senescent cells in aging and disease. Xia Li, Li, C, Wang,Y. et al. Inflammation and aging: signaling pathways and intervention therapies. 2023, Nature: Signal Transduction and Targeted Therapy.8: 239 https://doi.org/10.1038/s41392-023-01502-8.

Fulop, T. et al. Immunosenescence and inflamm-aging as two sides of the same coin: friends or foes? Front. Immunol. 8, 1960 (2017).

Arai, Y. et al. Inflammation, but not telomere length, predicts successful ageing at extreme old age: a longitudinal study of semi-supercentenarians. EBioMedicine 2, 1549–1558 (2015).

Bogeska, R. et al. Inflammatory exposure drives long-lived impairment of hematopoietic stem cell self-renewal activity and accelerated aging. Cell Stem Cell 29, 1273–1284.e1278 (2022).

Ho, N. P. & Takizawa, H. Inflammation regulates haematopoietic stem cells and their niche. Int. J. Mol. Sci. 23, 1125 (2022).

Goronzy, J. J. & Weyand, C. M. Mechanisms underlying T cell ageing. Nat Rev. Immunol. 19, 573–583 (2019).

IV. 치료 기회

• 항산화제와 미량 영양소

Brown, SL, Kolozsvary, A, Liu, J et al. Antioxidant diet supplementation starting 24 hours after exposure reduces radiation lethality. 2010; Radiat. Res. 173. Doi:10.1667/RR1716/1.

Kim, JH, Jenrow, KA, Brown, SL. Mechanisms of radiation-induced normal tissue toxicity and implications for future clinical trials. 2014; Radiat Oncol. J 32(3):103-115.

Prasad, KN, Prasad, KC, Fighting cancer with vitamins and antioxidants. 2011, Healing Arts Press.

- 세놀리틱스

Kim, JH, Brown, SL, Gordon, MN. Radiation-induced senescence: therapeutic opportunities. 2023, Springer-Nature, Radiation Oncology 18:10 https://doi.org/10.1186/s13014-022-02184-2.

Kirkland JL, Tchkonia T (August 2015). "Clinical strategies and animal models for developing senolytic agents". Experimental Gerontology. 68: 19-25. doi:10.1016/j.exger.2014.10.012. PMC 4412760. PMID 25446976.

van Deursen JM (May 2019). "Senolytic therapies for healthy longevity". Science. 364 (6441): 636-637. Bibcode:2019Sci...364..636V. doi:10.1126/science.aaw1299. PMC 6816502. PMID 31097655.

Kirkland JL, Tchkonia T (November 2020). "Senolytic drugs: from discovery to translation". Journal of Internal Medicine. 288 (5): 518-536. doi:10.1111/joim.13141. PMC 7405395. PMID 32686219.

Fuhrmann-Stroissnigg H, Niedernhofer LJ, Robbins PD (2018-05-03). "Hsp90 inhibitors as senolytic drugs to extend healthy aging". Cell Cycle. 17 (9). Informa UK Limited: 1048-1055. doi:10.1080/15384101.2018.1475828. PMC 6110594. PMID 29886783

Robbins PD, Jurk D, Khosla S, Kirkland JL, LeBrasseur NK, Miller JD, et al. (January 2021). "Senolytic Drugs: Reducing Senescent

Cell Viability to Extend Health Span". Annual Review of Pharmacology and Toxicology. 61 (1): 779–803. doi:10.1146/annurev-pharmtox-050120-105018. PMC 7790861. PMID 32997601.

• 라파마이신

University of Washington, School of Dentistry: UW periodontal study receives FDA approval for anti-aging drug use. UW news posted on January 29, 2024. Blagosklonny, MV, 2019, Rapamycin for longevity: opinion article. Aging (Albany NY) 11(19): 8048–8067. doi: 10.18632/aging.102355

Sharp, ZD, Strong, R. 2023; Experimental Gerontology: Rapamycin, the only drug that has been consistently demonstrated to increase mammalian longevity. An update; 176: https://doi.org/10.1016/j.exger.2023.112166.

Jing Li, Sang Gyun Kim, and John Blenis; http://dx.doi.org/10.1016/j.cmet.2014.01.001 The mammalian target of rapamycin (mTOR) signaling pathway is a master regulator.

• 메트포르민

Novelle, MG, Ali, A. et al. 2016. Metformin: A hopeful promise in aging research. Cold Spring Harb Perspect Med. 6(3): a025932. doi: 10.1101/cshperspect.a025932

Rattan R, Ali Fehmi R, Munkarah A. Metformin: an emerging new therapeutic option for targeting cancer stem cells and metastasis. J Oncol. (2012) 2012:928127. doi: 10.1155/2012/928127.

Brown, SL, Kolozsvary, A. et al. 2019: A novel mechanism of high dose of radiation and metformin. Frontiers Oncology Sec. Radiation Oncology Volume 9 - 2019 https://doi.org/10.3389/fonc.2019.00247.

Aubrey, A. A cheap drug may slow down aging. A study will determine if it works. NPR on Morning Edition, April 22, 2024. Barzilai, Nir: Age Later. 2020, St. Martin Press. pp145-168.

• GLP-1 수용체 작용제

Garber AJ. Long-acting glucagon-like peptide 1 receptor agonists: a review of their efficacy and tolerability. Diabetes Care. 2011 May;34 Suppl 2(Suppl 2):S279-84.

Latif, Wafa; Lambrinos, Katerina J.; Rodriguez, Rolando (27 March 2023), "Compare and Contrast the Glucagon-Like Peptide-1 Receptor Agonists (GLP1RAs)", StatPearls, Treasure Island, Florida: StatPearls Publishing, PMID 34283517.

Felson, D. Glucagon-like peptide-1 Receptor Agonists and Osteoarthritis. 2024, New Engl. J Med. 391:1643-1644.

American Diabetes Association Professional Practice Committee (January 2022). "9. Pharmacologic Approaches to Glycemic Treatment: Standards of Medical Care in Diabetes-2022". Diabetes Care. 45 (Suppl 1). American Diabetes Association: S125–S143. doi:10.2337/dc22-S009. PMID 34964831. S2CID 245538347.

Guarente, L, Sinclair, DA, Kroemer, G. 2024. Human trials exploring anti-aging medicines. Cell Metabolism: https://doi.org/10.1016/j.cmet.2023.12.007.

• 레스베라트롤

Sinclair, DA, 2019, Lifespan, Atria Books. Marx, Wolfgang;

Kelly, Jaimon T.; Marshall, Skye; Cutajar, Jennifer; Annois, Brigitte; Pipingas,Andrew; Tierney, Audrey; Itsiopoulos, Catherine (1 June 2018). "Effect of resveratrol supplementation on cognitive performance and mood in adults: a systematic literature review and meta-analysis of randomized controlled trials". Nutrition Reviews. 76 (6): 432–443. doi:10.1093/nutrit/nuy010. hdl:10072/389251. PMID 29596658. S2CID 4472410.

Carroll, John; McBride, Ryan (Mar 12, 2013). "Updated: GSK moves to shutter Sirtris' Cambridge office, integrate R&D". FierceBiotech. Archived from the original on April 28, 2019. Retrieved August 17, 2017.

Vang, O (August 2015). "Resveratrol: challenges in analyzing its biological effects". Annals of the New York Academy of Sciences. 1348 (1): 161–170. Bibcode:2015NYASA1348..161V. doi:10.1111/nyas.12879. PMID 26315294. S2CID 27108183.

Sahebkar A, Serban C, Ursoniu S, et al. (2015). "Lack of efficacy of resveratrol on C-reactive protein and selected cardiovascular risk factors – Results from a systematic review and meta-analysis of randomized controlled trials". International Journal of Cardiology. 189: 47–55. doi:10.1016/j.ijcard.2015.04.008. PMID 25885871.

• NAD 전구체

Canto, C, NAD+ precursors.: A questionable redundancy. Metabolites. 2022 Jul; 12(7): 630, published online 2022 Jul 9. doi: 10.3390/

metabo12070630.

Alegre, GFS, Pastore, GM, 2023, NAD+ precursors nicotinamide mononucleotide (NMN) and nicotinamide riboside (NR): potential dietary contribution to health. Springer Link, Review: 12:445-464. Shade, C, The Science Behind NMN-A Stable, Reliable NAD+Activator and Anti-Aging Molecule. 2020. Integr Med, 19(1) 12-14. PMID: 32549859.

Henderson, JD, Quigley, SN. NPJ, volume 10 (7). 2024,The use of a systems approach to increase NAD+ in human participants. Iqbal, T. Nakagawa, T. 2024, The therapeutic perspective of NAD+ precursors in age-related diseases. Biochem. Biophys. Communications, https://doi.org/10.1016/j.bbrc.2024.149590.

• 세포 재프로그래밍

Wilmut, I, Sullivan, G, Chambers, I. 2011. The evolving biology of cell preprogramming. Philos Trans R Soc Lond B Biol Sci. 2011 Aug 12; 366(1575): 2183–2197. doi: 10.1098/rstb.2011.0051. Takahashi, K, 2014.

Cellular Reprogramming. Cold Spring Harb Perspect Biol. 2014 Feb; 6(2): a018606.doi: 10.1101/cshperspect.a018606. Ocampo A, Reddy P, Martinez-Redondo P, et al. In vivo amelioration of age-associated hallmarks by partial reprogramming. Cell. 2016;167(7):1719–33.

Alle Q, Le Borgne E, Milhavet O, et al. Reprogramming: emerging strategies to rejuvenate aging cells and tissues. Mol Sci. 2021;22:3990.

De Lima Camil L, Quinla RBA. A ride through the epigenetic landscape: aging reversal by reprogramming. GeroSci.

2021;43:463–85.

Sarkar TJ, Quarta M, Mukherjee S, et al. Reprogramming factors promotes multifaceted amelioration of aging in human cells. Nat Commun. 2020;11:1545.

Kan MJ, Doudna JA. Treatment of genetic diseases with CRISPR genome editing. JAMA. 2022;328(10):980–1. Uddin F, Rudin CM, Sen T. CRISPR gene therapy: applications, limitations, and implications for the future. Front Oncol. 2020;10:1387.

Chandel NS, Jasper H, Ho TT, Passegué E. Metabolic regulation of stem cell function in tissue homeostasis and organismal aging. Nat Cell Biol. 2016 Aug;18(8):823-32. doi: 10.1038/ncb3385. PMID: 27428307.

Robbins R (March 2, 2018). "Young-Blood Transfusions Are on the Menu at Society Gala". Scientific American. Retrieved 26 May 2018.

Villeda SA, Plambeck KE, Middeldorp J, Castellano JM, Mosher KI, Luo J, et al. (June 2014). "Young blood reverses age-related impairments in cognitive function and synaptic plasticity in mice". Nature Medicine. 20 (6): 659–663.

Kang JS, Yang YR (November 2020). "Circulating plasma factors involved in rejuvenation". Aging. 12 (22): 2339-23408.

doi:10.18632/aging.103933. PMC 7746393. PMID 33197235.

Basu T, Weill K (22 February 2019). "FDA Warns: Don't Give These Companies Your 'Young Blood'". The Daily Beast. Retrieved 15 December 2019.

Mitchell, CA, Verovskaya, E, Calero-Nieto, FJ, et al. Stromal niche inflammation mediated by IL-1 signalling is a targetable driver of haematopoietic ageing. Nature Cell Biol. 2024, 25, 30-41.

Wang, Y, Yi, H and Song, Y. The safety of MSC therapy over the 15 years: a meta-analysis. 2021. Stem Cell Research and Therapy. 545.

Baranovskii, D, Klabukov, I., Arguchinskaya, NV et al. Adverse events, side effects and complications in mesenchymal stromal cell-based therapies. Stem Cell Investig. 2022, 9:7 doi: 10.21037/sci-2022-025.

Food and Drug Administration: 2021, Important Patient and Consumer Information About Regenerative Medicine.

V. 실용적인 가이드

• 칼로리 제한과 간헐적 단식

Smith, D. "Could eating less help you live longer?" NY Times, April 24, 2024.

Lee MB, Hill CM, Bitto A, Kaeberlein M (November 2021). "Antiaging diets: Separating fact from fiction". Science. 374 (6570):eabe7365.

doi:10.1126/science.abe7365. PMC 8841109. PMID 34793210.

Flanagan EW, Most J, Mey JT, Redman LM (September 2020). "Calorie Restriction and Aging in Humans". Annual Review of Nutrition. 40: 105–133. doi:10.1146/annurev-nutr-122319-034601. PMC 9042193. PMID 32559388.

US Department of Health and Human Services. (2017). "2015–2020 Dietary Guidelines for Americans - health.gov". health.gov. Skyhorse Publishing Inc. Retrieved 30 September 2019.

Kraus, W. E.; Bhapkar, M.; Huffman, K. M.; Pieper, C. F.; Krupa Das, S.; Redman, L. M.; Villareal, D. T.; Rochon, J.; Roberts, S. B.; Ravussin, E.; Holloszy, J. O.; Fontana, L.; CALERIE Investigators (2019). "2 years of calorie restriction and cardiometabolic risk (CALERIE): exploratory outcomes of a multicentre, phase 2, randomised controlled trial". The Lancet. Diabetes & Endocrinology. 7 (9): 673–683. doi:10.1016/S2213-8587(19)30151-2. PMC 6707879. PMID 31303390.

Intermittent fasting: what is it? How does it work? https://www.hopkinsmedicine.org/health/wellness-and-prevention/intermittent-fasting-what-is-it-and-how-does-it-work.

Hayer, M. What are the pros and cons of intermittent fasting? Mass General Brigham, April 24, 2024.

de Cabo R, Mattson MP (December 2019). "Effects of Intermittent Fasting on Health, Aging, and Disease". The New England Journal of Medicine. 381 (26): 2541–2551. doi:10.1056/NEJMra1905136.

• 식단

Davis, C, Bryan, J. et al. Definition of the Mediterranean Diet: A literature review. Nutrients. 2015 Nov; 7(11): 9139–9153. Published online 2015 Nov 5. doi: 10.3390/nu7115459.

American Heart Assoc.: What is the Mediterranean diet? https://www.heart.org/en/healthy-living/healthy-eating/eat-smart/nutrition-basics/mediterranean-diet.

Horowitz, J: To live past 100, mangia a lot less: Italian expert's ideas on aging. NY Times, March 25, 2024. Yamakoulis, M, Scarmeas, N. Diets, 2024, N Engl J Med; 390:22098-2106.

Longo, V. 2018. The Longevity Diet. Avery, Penguin Random House.

Gabriel, AS, Ninomiya, K. et al. The role of traditional Japanese diet in healthy and sustainable dietary patterns around the world. Nutrients, 2018; 10(2):173. Published online 2018 Feb 3. doi: 10.3390/nu10020173.

By Ric: Japanese recipes to help you live to 100. January 2024. https://www.mediterrasian.com/japanese_diet.html.

• 노폐물 관리로서의 수면

Hoffman, M. Japanese generally sleep badly - why, what effect does it have on body, mind and country as a whole? https://japantoday.com/category/features/kuchikomi/japanese-generally-sleep-badly-why-what-effect-does-it-have-on-body-mind-and-country-as-a-whole.

Koreans have 2nd shortest sleep in the world. Chosun Daily. https://www.chosun.com/english/national-en/2023/09/22/6MHQHLJA6FEMJSP43IIJKD3FHA/#:~:text=Koreans%20sleep%20less%20than%20their,a%20day%2C%20the%20second%20shortest.

Hernandez, N. Aging and Sleep. March 25, 2024. https://www.ncoa.org/adviser/sleep/aging-and-sleep.

NIA: A good night's sleep. https://www.nia.nih.gov/health/sleep/good-nights-sleep#:~:text=rest%20you%20need.-,Sleep%20and%20Aging,did%20when%20they%20were%20younger.

Jessen, NA, Munk, ASF, Nedergaard, LM. 2019, The glymphatic system: a beginner's guide. Neurochemical research 40, 2583-2599.

"Maiken Nedergaard, M.D., D.M.Sc". University of Rochester Medical Center. Retrieved 19 April 2019.

Suresh, S, Larson, Jenrow, KN: 2022, Chronic neuroinflammation impairs waste clearance in the rat brain. Frontiers in Neuroanatomy. doi:10.13808 07.

• 운동

NIA: Exercise and physical activity. https://www.nia.nih.gov/health/exercise-and-physical-activity 2024.

NHS: Physical activity guidelines for older adults https://www.nhs.uk/live-well/exercise/physical-activity-guidelines-older-adults.

NCO: How exercise helps you age well. Oct 11, 2022. https://www.ncoa.org/article/how-exercise-helps-you-age-well.

Garatachea, N, Galeano, HP, et al. Exercise attenuates the major hallmarks of aging. 2015.Rejuvenation Res. doi: 10.1089/rej.2014.1623

CDC: Physical activity for older adults: overview. 2023: https://www.cdc.gov/physical-activity-basics/guidelines/older-adults.html.

Kingsland, J. Study reveal how exercise turns back the clock in aging muscles. 2023. Medical News Today. https://www.medicalnewstoday.com/articles/study-reveals-how-exercise-turns-back-the-clock-in-aging-muscles.

Chen, J, Zhou, R et al. Molecular mechanisms of exercise contributing to tissue regeneration. Nature: Signal transduction and targeted therapy. 2022: 7:383.

• 정신건강 및 회복력

Santos Lima, G, Figueira, A, Carvalho, E. et al. 2023: Resilience in older people: A conceptual analysis. Healthcare (Basel) 11 (18) 2491.

Upasen, R, Saengpanya, W, Awae, W. 2024. The influence of resilience and social support on mental health of older adults living in community: a cross-sectional study. BMC/Psychology, 12: 397.

VI. 결론

• 불로장생약

"Egyptian Animals Were Mummified Same Way as Humans". news. nationalgeographic.com. 15 September 2004. Archived from the original on 17 September 2004. Retrieved 2 November 2008.

Ong, SH, Cavendish, C. (2006). China Condensed: 5000 Years of History & Culture. ISBN 981-261-067-7, 978-981-261-067-6. p. 17. Novella S (25 January 2012).

Dein S (2022). "Cryonics: Science or Religion". Journal of Religion & Health. 61 (4): 3164–3176. doi:10.1007/s10943-020-01166-6. PMID 33523374. S2CID 231745500.

Devlin, Hannah (18 November 2016). "The cryonics dilemma: will deep-frozen bodies be fit for new life?". The Guardian. Retrieved 21 January 2019.

"Position Statement - Cryonics" (PDF). Society for Cryobiology. November 2018. Archived (PDF) from the original on 1 April 2019. Retrieved 18 July 2019

"What Is Traditional Chinese Medicine?". Science-based Medicine.

Archived from the original on 15 April 2014. Retrieved 14 April 2014.

Reninger E. "Qi (Chi): Various Forms Used in Qigong & Chinese Medicine – How Are The Major Forms Of Qi Created Within The Body?". Archived from the original on 7 July 2011. Retrieved 6 December 2010.

Park, HJ, Kim, DH, et al. Ginseng in traditional herbal prescriptions. 2012. J Ginseng Res. 2012 Jul; 36(3): 225–241.doi: 10.5142/jgr.2012.36.3.225.

Shishtar E, Sievenpiper JL, Djedovic V, Cozma AI, Ha V, Jayalath VH, Jenkins DJ, Meija SB, de Souza RJ, Jovanovski E, Vuksan V (2014). "The effect of ginseng (the genus panax) on glycemic control: a systematic review and meta-analysis of randomized controlled clinical trials". PLOS ONE. 9 (9):e107391. Bibcode:2014PLoSO...9j7391S. doi:10.1371/journal.pone.0107391. PMC 4180277. PMID 25265315.

Baeg IH, So SH (2013). "The world ginseng market and the ginseng". J Ginseng Research. 37 (1):17. doi:10.5142/jgr.2013.37.1. PMC 3659626. PMID 23717152.

Wu, F, Li, H. et al. Deer antler base as a traditional Chinese medicine: a review of its traditional uses, chemistry and pharmacology. Ethnopharmacol 2013 Jan 30;145(2):403-15. doi: 10.1016/j.jep.2012.12.008.

Feng, Y, Siu, K et al. Bear bile: dilemma of traditional medical use and animal protection. 2009. J. Ethnobiol. Ethnomed.. doi: 10.1186/1746-4269-5-2.

• 앞으로 나아가기

Best, B. Scientific justification of cryonics practice. 2008. Rejuvenation Res. 11(2): 493-503. Wei, M. Will digital immortality enable us to live forever? https://www.psychologytoday.com/us/blog/urban-survival/202208/will-digital-immortality-enable-us-live-forever. 2022.

Chen, C, Ding, S. et al. Digital health for aging. 2023. Nature medicine. 29, 1623=1630. .Longevity Technology: Advancing healthy aging 21st century. 2023. https://longevity.technology/news/advancing-healthy-aging-in-the-21st-century.

Chonco L, Landete-Castillejos T, Serrano-Heras G, Serrano MP, Pérez-Barbería FJ, González-Armesto C, García A, de Cabo C, Lorenzo JM, Li C, Segura T. Anti-tumour activity of deer growing antlers and its potential applications in the treatment of malignant gliomas. Sci Rep. 2021 Jan 8;11(1):42. doi:10.1038/s41598-020-79779-w.PMID:33420194 https://www.nature.com/articles/s41598-020-79779-w

Nella, S, Cloyes, K, Edelman, LS et al. Preparing for the Future While Living in the Present: Older Adults' Experiences Creating a Legacy of Values. 2023, Gerontologist. 63(9): 1488-1499.

찾아보기

저자들은 케네스 A. 젠로우Kenneth A. Jenrow 박사의 전문적인 편집 및 스티븐 본디Stephen Bondy 박사의 지지 및 의견에 감사드립니다. 본디 박사의 코멘트는 이 책의 홍보용으로 사용된 짧은 설명문이 되었습니다. 저자들은 미국의 국립 보건기구들NCI와 NIAID의 관대한 지원에도 감사드립니다. 또한 저자들은 책의 한글판이 나올 수 있도록 번역을 맡아준 신채기 교수, 의료부문 내용을 감수해 주신 김진희 교수, 그리고 표지 디자인을 제공해 주신 임헌우 교수의 지원에 감사드립니다. 한글본 편집을 담당해 주신 최상근 선생님께도 심심한 감사를 표합니다.

그림 목차

100세⁺ 건강 비밀 백세건강 가이드북

지금 어디까지 왔으며, 나는 무엇을 할 수 있는가?

초판1쇄 발행 2025년 4월 30일
초판2쇄 발행 2025년 12월 22일

지 은 이 김재호
옮 긴 이 신채기
펴 낸 이 신일희
펴 낸 곳 계명대학교 출판부
출판등록 제347-1998-1호(1970. 9. 1)
주 소 대구광역시 달서구 달구벌대로 1095
대표전화 053-580-6233
팩 스 053-580-6235
홈페이지 www.kmupress.com

ISBN 979-11-6516-250-4 03510 정가 15,000원